DE LA NATURE ET DU SIÉGE

DE LA PLUPART

DES AFFECTIONS

CONVULSIVES,

COMATEUSES, MENTALES.

IMPRIMERIE DE DUCESSOIS,
Rue Saint-Jacques, n°. 67.

DE LA NATURE ET DU SIÉGE

DE LA PLUPART

DES AFFECTIONS

CONVULSIVES,

COMATEUSES, MENTALES,

TELLES QUE L'HYSTÉRIE, L'ÉPILEPSIE, LE TÉTANOS, L'HYDROPHOBIE, LA CATALEPSIE, L'APOPLEXIE, L'HYPOCONDRIE, LA MANIE, etc.

Mémoire présenté le 4 avril 1826, à l'Académie royale de Médecine de Paris, et inséré dans les *Annales de la Médecine Physiologique* en 1828.

Par P.-J. MONGELLAZ.

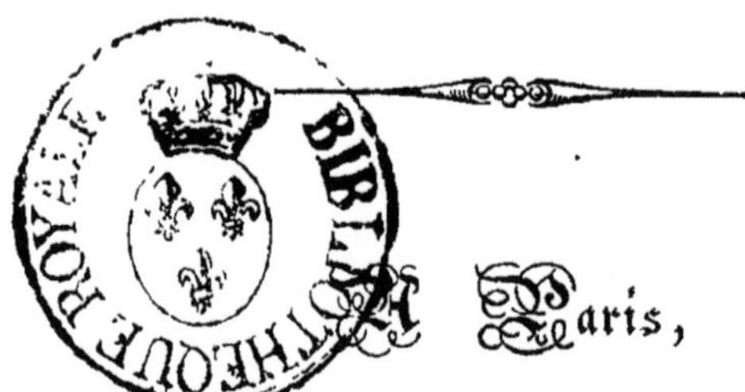

CHEZ Mlle. DELAUNAY, LIBRAIRE,
Place de l'École de Médecine, no. 4.

1828.

PRÉFACE.

Sɪ les travaux auxquels se livrent sans cesse M. Broussais et tous les médecins physiologistes pour consolider, agrandir, épurer une théorie basée uniquement sur les faits cliniques et l'observation, ont presque entièrement débrouillé le chaos des *fièvres essentielles;* si, portant le flambeau de l'analyse dans les phénomènes si nombreux, si variés que présente l'inflammation suivant la nature et le siége des organes et des différens tissus qu'elle attaque, on a mieux su distinguer le cri de l'organe malade ou le mode de souffrance qui lui est propre à travers la foule des phénomènes sympathiques qui souvent l'accompagne, le précède ou marche à sa suite; il est un genre de maladies pour lequel on n'est point arrivé encore au même degré de perfection, sur la nature et le siége desquelles il n'y a rien encore de positif, rien de déterminé : nous voulons parler des névroses ou de la plupart des affections convulsives, comateuses, mentales, etc.

Quelques faits qui se sont présentés à notre observation nous ont donné l'idée d'aborder ce sujet, non dans l'espoir d'y porter beaucoup de lumières, mais seulement pour soulever un coin du voile qui l'obscurcit. Il nous a paru que les dénominations de *lésions vitales*, de *maladies essentielles* étaient pour ce genre d'affections aussi inexactes que pour les fièvres dont la non-essentialité est aujourd'hui assez généralement démontrée. Mais le travail de la localisation des maladies connues autrefois sous le nom de *fièvres essentielles*, est fait ou presqu'entièrement achevé : il n'en est pas de même des névroses, des *lésions vitales* ou des maladies dont il s'agit. En établissant que la vie ne réside que dans les organes, qu'elle est le résultat de leur action, que la maladie n'est que le trouble, la perversion, la suspension de cette action, il résulte bien évidemment que toute lésion est organique, locale, matérielle ; mais en appliquant cette théorie à la connaissance de l'hystérie, du tétanos, de l'épilepsie, de la rage, de la manie, etc., sommes-nous beaucoup plus avancés à leur égard ? connaissons-nous mieux leur nature et leur siége ? Tout ce qu'on peut dire, c'est que l'ancien édifice est détruit et qu'il importe de faire tous ses efforts pour rebâtir sur des fondemens plus solides et mieux établis...

Pour nous, loin d'avoir pu localiser chacune des affections qui font le sujet de ce mémoire, nous avons plutôt combattu le sentiment de ceux qui veulent leur assigner un siége trop exclusif; et après avoir examiné les opinions des auteurs et tous les faits que nous avons pu découvrir relativement à l'histoire de ces maladies ; après avoir analysé leurs symptômes, discuté leur nature, et les avoir rapprochées entre elles pour saisir leurs rapports, nous avons été porté à conclure qu'il n'y a rien de fixe sur leur siége et leur nature, et qu'elles ne constituent point des maladies essentielles, idiopathiques, c'est-à-dire, ayant tóujours leur siége là d'où semblent partir leurs phénomènes principaux. Nous avons reconnu, par exemple, que l'épilepsie, les convulsions, la manie, etc., n'avaient pas constamment leur siége dans le cerveau, ni l'hystérie dans la matrice; en analysant les causes de ces maladies, nous avons trouvé que dans l'enfance elles agissaient spécialement sur le canal digestif, où réside le plus souvent la lésion locale, l'irritation matérielle, inflammatoire, vermineuse, etc.; à l'époque de l'adolescence, c'est vers les organes génitaux que va retentir l'action des causes; c'est la masturbation, le retard ou le dérangement des règles qui y déterminent une modification vicieuse, d'où résultent des influences sympathiques, nerveuses et cérébrales. Dans l'appréciation des causes qui plus tard occasionnent des affections convulsives, mentales , nous avons reconnu que les causes morales sont loin d'agir uniquement sur le cerveau, comme on le dit; le plus souvent au contraire elles vont retentir avec autant d'énergie au centre épigastrique, et par suite dans les organes qui reçoivent le plus de filets nerveux du plexus-solaire, et où va s'épanouir le nerf pneumo-gastrique; de là différentes lésions dans l'estomac, le foie, les intestins, qui peuvent donner lieu aux phénomènes épileptiques, à l'hypocondrie, à la manie. Partant de la folie instantanée que constitue l'ivresse, du délire que chacun sait être produit par toute espèce de fièvre très-aiguë, par toute espèce d'inflammation très-intense; partant des convulsions qu'une plaie par écorchure, qu'un panaris, un mal de dent, peuvent déterminer; en un mot, partant de ce qui est bien connu, visible, palpable, nous avons essayé d'arriver à ce qui est moins connu, et souvent douteux, relativement aux causes et aux lésions matérielles qui produisent l'épilepsie, l'hystérie, le tétanos, l'hypocondrie, la manie; et nous concluons d'après les faits les plus authentiques, les mieux avérés, qu'on ne peut, dans l'état actuel de la science, admettre rien d'exclusif touchant la nature et le siége de ces maladies. Faire le contraire, c'est aller contre les faits; c'est donner des idées préconçues qui nuisent aux progrès de l'art et peuvent empêcher d'arriver à un traitement méthodique; ainsi, par exemple, dans l'idée que le siége de l'épilepsie est constamment au cerveau, ne peut-on pas négliger d'agir sur les organes génitaux, digestifs, cutanés même, et laisser la maladie devenir incurable, parce qu'on n'aura pas détruit la lésion locale qui, dans le principe, donnait seule l'élan aux phénomènes nerveux et

cérébraux dont le retour fréquent détermine ensuite d'autres modifications
organiques qu'il ne nous est plus permis
de suivre ni d'arrêter dans leurs déplo-
rables effets? tandis que, au début de
la maladie, l'on eut pu la guérir facilement par l'emploi des vermifuges, des
antiphlogistiques sur les organes digestifs, ou en faisant cesser la masturbation, en rappelant le retour des menstrues, en appliquant à l'extérieur du
corps, et dans l'endroit d'où partait
l'aura-epilectica, un vésicatoire, un cautère, et d'autres moyens semblables
qu'on sait être les seuls remèdes pro-
phylactifs et curatifs, dans les cas de
plaies susceptibles de développer le tétanos, la rage.

Nous avons reconnu que la même
lésion matérielle, qui cause chacune des
affections dont il s'agit, est susceptible
de beaucoup varier dans ses effets selon
une infinité de circonstances, relatives
à l'âge, au sexe, au tempérament, au

climat; ainsi telle plaie, telle irritation locale qui chez un enfant détermine les convulsions ou l'épilepsie, telle affection morale qui chez un Italien retentit vivement au centre épigastrique, dérange la sécrétion de la bile, les fonctions digestives, et développe l'hypocondrie, la manie; chez un adulte, chez un Russe, se borneront à des effets locaux à peine sensibles. Si cette lésion nous a paru quelquefois de nature inflammatoire, nous ne lui avons point reconnu dans tous les cas ce même caractère; nous avons reconnu que l'hystérie, par exemple, dont le siége matériel existe ordinairement dans les organes génitaux et la matrice, survient toutefois bien rarement chez les femmes parvenues à l'âge critique, époque où elles sont si souvent attaquées d'affections inflammatoires chroniques de ces mêmes organes; et dans le cas même où le siége de la lésion est bien connu, bien déterminé, comme dans l'épilepsie, la folie, dites cérébrales, où l'autopsie a fait voir des altérations manifestes dans le cerveau, nous avons vu qu'on ne pouvait point encore déterminer la nature de cette lésion, parce qu'elle ne présente aucun type particulier qui puisse faire dire en ouvrant un cadavre : voilà une épilepsie, une manie, comme on dit voilà une arachnitis, une pleurésie, parce que la même lésion peut se rencontrer sur d'autres cadavres qui n'ont jamais présenté durant la vie le moindre symptôme de ces maladies.

De tous les faits exposés et de toutes les réflexions développées dans ce mémoire, nous concluons qu'il ne faut rien décider d'une manière absolue touchant la nature et le siége des affections dont il s'agit ; qu'il vaut mieux rester à cet égard dans un doute rationnel qui stimule l'attention de l'observateur et lui fasse rechercher partout, et sous toutes les formes, la lésion d'un mal qu'il importe d'attaquer vigoureusement dans le principe, si l'on veut empêcher que la répétition des phénomènes morbides ne le rende incoercible à tous nos moyens thérapeutiques.

Dans ce but, nous avons pensé qu'au lieu de faire de l'épilepsie, de l'hystérie, de l'hydrophobie, du tétanos, de la catalepsie, de l'apoplexie, de l'hypocondrie, de la manie, des maladies *sui generis*, essentielles ou idiopathiques, il était plus conforme à l'observation et aux principes d'une doctrine basée sur la physiologie et l'anatomie-pathologique de ne voir en elles que des symptômes généraux, tout-à-fait semblables aux phénomènes convulsifs, délirans, fébriles, ataxiques, etc., de telle sorte qu'on ne verrait plus en elles que des phénomènes généraux épileptiques, hystériques, hydrophobiques, tétaniques, cataleptiques, apoplectiques, hypocondriaques, maniaques, dont on rechercherait la lésion locale ou la cause matérielle, non point exclusivement dans tel ou tel lieu, sous telle ou telle forme inflammatoire, nerveuse, subinflammatoire, abirritative, mais dans chacune des parties du corps, et sous les formes les plus variées, les plus diverses.

Nous avons cru devoir placer ici le rapport fait sur notre mémoire au sein de l'Académie royale de médecine de Paris par M. Pariset, secrétaire perpétuel de cette illustre assemblée. Les opinions médicales de notre célèbre rapporteur sont assez connues pour qu'il soit important, dans l'intérêt de la science, de faire connaître les principales objections que l'on peut faire à la théorie que nous avons adoptée.

Messieurs,

Dans le courant de l'année 1826, vous avez confié à une commission, composée de MM. Esquirol, Horeau et moi, l'examen d'un mémoire manuscrit offert à l'Académie par M. Mongellaz. Ce mémoire est intitulé : *Réflexions sur la nature et le siége de la plupart des affections convulsives, comateuses, mentales, telles que l'hys-*

térie, l'épilepsie, le tétanos, l'hydrophobie, la catalepsie, l'apoplexie, l'hypocondrie, la manie; réflexions suivies de treize observations. — C'est le résultat de l'examen qui nous a été confié, que je viens aujourd'hui soumettre à votre jugement.

L'auteur du mémoire est un partisan très-prononcé de la nouvelle doctrine médicale. Conséquemment, selon lui, la vie n'existe que par les organes. La santé n'est que le jeu régulier de leurs fonctions ; la maladie n'est que le trouble, la perversion, la suspension de ces mêmes fonctions, lesquelles du reste ne sont troublées, perverties, suspendues, que parce que le matériel des organes est altéré. De ces principes fondamentaux, M. Mongellaz conclut que les maladies appelées essentielles sont, je ne dirai pas des êtres, mais des états chimériques, et que toute maladie est nécessairement organique, locale, matérielle.

Votre commission croit devoir proposer quelques remarques sur ces principes. Que la vie se manifeste par des organes ou par des instrumens, c'est ce que personne ne peut contester. Mais qu'elle n'existe que par un tel intermédiaire, c'est ce qu'on ne saurait soutenir sans se jeter dans un cercle vicieux. Si la vie est en effet le produit des organes, en revanche, les organes sont le produit de la vie. D'un autre côté, tout organe quel qu'il soit, n'est instrument de vie qu'en vertu des forces dont il est pénétré, ou si l'on veut, en vertu des intimes conditions qui leur sont propres. Or, quelle est la nature de ces forces ? Quelle est la nature de ces conditions ? Quelle est la nature des unes et des autres ? C'est ce qu'on n'a jamais su, c'est ce qu'on ne saura probablement jamais. Dira-t-on que ces forces, que ces conditions sont données avec l'organe lui-même, et qu'elles en sont inséparables ? Outre qu'admettre une difficulté n'est pas du tout la résoudre, on oublie qu'il est des exemples où la force vitale est évidemment communiquée aux organes ; si elle leur est communiquée, elle existe donc hors d'eux ; elle en est donc indépendante. Prenez deux œufs donnés par le même animal ; ils sont l'un comme l'autre, l'œuvre d'une organisation animée ou d'une vie préexistante : ils sont de plus organisés l'un comme l'autre. Cependant celui-ci a été fécondé ; celui-là ne l'a point été. Le premier est vivant, le second ne l'est pas. D'où vient cette différence ? Elle est bien petite, puisqu'elle nous échappe ; elle est énorme, puisqu'elle est du tout au tout, et de l'être au néant. L'œuf fécondé est un animal, l'œuf non

2

fécondé, n'est qu'une excrétion. Encore un coup, pourquoi l'un n'est-il pas l'autre? Sur toutes ces questions qui touchent à la vie, avouons que nous sommes dans une profonde ignorance ; et tant que cette force ou cet être, ou ce principe, appelé vie, ne nous sera pas connu, sachons nous abstenir de rien avancer, soit sur la nature de ce principe, soit sur l'origine qui lui est propre, et par conséquent sur ses rapports avec notre organisation.

A l'égard des maladies, sans discuter ici ce qu'il faudrait entendre par le mot essentiel, nous ferons remarquer que dans les efforts que l'on a faits pour localiser les maladies, on a peut-être confondu entre elles deux choses fort différentes, savoir : la cause et le siége des maladies. Sur ce point capital, toutes les combinaisons sont, ce nous semble, possibles. La cause et le siége peuvent être partout comme dans le scorbut. La cause peut être universelle, et le siége purement local, comme il arrive dans quelques fièvres et dans la variole, etc. ; et le contraire, la cause peut être locale et la maladie universelle ou le siége général, comme dans le tétanos traumatique, dernier cas où il y a réellement co-existence ou succession de deux maladies, l'une extérieure et quelquefois très-légère ; l'autre profonde, gé-

nérale, terrible. La première n'est que l'occasion
de la seconde, et relativement à cette seconde, si
le siége en est connu, aussi bien que la cause occasionelle, quelle en est la cause réelle et propre?
ou, si l'on veut ici convertir en cause réelle une
cause purement occasionelle et extérieure aux
phénomènes du tétanos, où sera la cause réelle
de ce tétanos qui succède à un simple et léger
refroidissement des pieds, comme on l'observe
au Pérou? Où est ici la lésion matérielle? Où
est la lésion matérielle dans une épilepsie que la
masturbation a produite, ou dans une aliénation
que décide ou que dissipe un simple jugement,
une simple vue de l'esprit?

Ces difficultés, M. Mongellaz les a senties lorsque, la théorie posée, il en a tenté l'application à l'hystérie, au tétanos, à l'épilepsie, à la
rage, etc. Il convient que dans l'état actuel des
choses, la médecine ne possède encore aucune
notion fixe sur la nature et le siége de ces étran-
ges affections. Il ne veut pas que l'épilepsie ait
toujours son siége dans le cerveau, ni l'hystérie
dans l'utérus, ainsi de suite pour d'autres maladies convulsives : et c'est ici que M. Mongellaz nous semble tomber dans la confusion
dont nous parlions tout-à-l'heure. Il parle de
siége, lorsqu'il s'agit de cause occasionelle, et

réciproquement. Car , lorsqu'il dit que dans l'enfance, le système digestif est souvent le siége de
l'épilepsie, il veut dire probablement que ce
système en récèle la cause initiale ou occasionelle.
Tout de même, lorsqu'il avance que dans la
jeunesse, ce sont les organes génitaux qui deviennent le siége des convulsions. Ces organes
n'en sont pas plus le siége que ne le serait un
calcul biliaire ou vésical ; souvent même ils ne par-
ticipent nullement aux agitations convulsives. Du
reste, ce déplacement dans les idées n'influe en
rien sur les conclusions pratiques que M. Mongellaz déduit de ses réflexions. En parlant du traitement de ces maladies , il insiste avec beaucoup
de justesse sur la nécessité préliminaire de découvrir où réside la cause réelle ou occasionelle qui
les produit ; car si la cause réelle occupe toujours
un siége déterminé, la cause occasionelle peut en
occuper de très-divers , et les méprises auxquelles
l'esprit est exposé sur ce point peuvent avoir les
plus dangereuses conséquences. Enfin, M. Mongellaz irait jusqu'à reconnaître que dans l'épilepsie
que produit la masturbation , si le siége de la maladie est déterminé par le seul énoncé du mot épilepsie, en revanche il est très-difficile et peut-
être même tout-à-fait impossible de désigner la
lésion matérielle sans laquelle cette maladie ne

saurait exister. Dans ce cas cependant, comme dans tous les autres, M. Mongellaz admet une lésion de cette nature, sorte de supposition moins propre à éclairer actuellement la pratique qu'à soutenir le zèle que l'on porte aujourd'hui dans les recherches de l'anatomie pathologique.

Quoiqu'il en soit, le mémoire de M. Mongellaz renferme des vues utiles et originales; il suppose dans son auteur une grande lecture, et l'habitude toujours trop rare de la méditation.

Nous avons l'honneur de proposer à la section d'ordonner que ce mémoire soit déposé dans les archives de l'Académie; que des remercîmens soient adressés à l'auteur; et que son nom soit inscrit sur la liste des correspondans étrangers, que nommera l'Académie, lorsqu'elle aura la liberté de le faire.

PARISET.

RÉFLEXIONS.

Dire ce que c'est que la vie, comment elle s'établit, ce qui donne la chaleur et le mouvement à quelques atômes de gélatine au moment de la conception d'un nouvel être, c'est impossible; c'est un des nombreux mystères de la nature qu'il ne nous sera jamais donné d'approfondir; mais étudier les phénomènes qui constituent la vie, chercher à deviner les lois de l'organisation dans l'état de santé, afin de mieux juger ce qui se passe dans l'état de maladie, c'est là, ce nous semble, le devoir du médecin physiologiste. Si Bichat et M. Broussais ont tant fait pour la science, n'est-ce pas parce qu'ils ne sont point restés à cet égard spectateurs indifférens, qu'ils sont devenus au contraire des scrutateurs profonds, judicieux, infatigables des phénomènes vitaux, des mouvemens organiques dont la régularité et l'harmonie constituent la santé, dont le trouble et la suspension occasionent la maladie et la mort? Que l'on se serve des mots *propriétés vitales, forces vitales, conditions intimes* des organes, etc., pour se rendre compte des phénomènes vitaux qui se passent en nous, cela ne fait rien; l'essentiel est d'arriver à la connaissance des lois de la vie, et d'a-

voir sur ces lois le plus possible de dé-
tails et de données positives, afin de
savoir en quoi elles diffèrent de leur
rhythme physiologique dans telle ou
telle maladie où il importe de chercher
à le retablir par des moyens convenables.

De ce qu'on ne sait pas en quoi consiste *cette force , cet être , ce principe*
appelé vie , s'ensuit-il qu'on ne puisse
pas étudier ses rapports avec notre organisation et qu'on *doive s'abstenir de
rien prononcer à cet égard?* Newton ,
sans savoir en quoi consiste cette force
qui retient et balance les corps célestes
dans l'espace, n'a-t-il pas cherché à se
rendre compte de ces phénomènes et
n'a-t-il pas découvert ces lois admirables
de l'attraction et de la pesanteur qui régissent le monde physique?

Est-il vrai que dans les efforts tentés
pour localiser les maladies essentielles
on ait confondu entre elles deux choses
fort différentes ; savoir, la cause et le

siége des maladies? nous ne le pensons pas, et peut-être sera-t-on de notre avis, si l'on fait attention qu'on doit entendre par le mot cause quelque chose de *maté-riel* qui agit sur nos tissus organiques et les modifie de telle ou telle manière; si l'on fait attention que l'on ne peut pas isoler la cause de son effet ou de son action sur nos organes; ainsi, quand on dit qu'une piqûre au bout du doigt est la cause du panaris qui s'y développe plusieurs jours après, on ne confond pas la piqûre avec le bout du doigt, seulement on voit la cause et l'effet tout ensemble dans le mal appelé panaris. Et quand des convulsions sont occasionées par un calcul, ce n'est pas dans le calcul que le médecin physiologiste place le siége de la maladie, mais bien dans la membrane irritée par la présence de ce corps étranger.

Il nous semble que ce serait s'éloigner de la route la plus sûre dans l'investigation des maladies, que de voir d'un côté des causes, de l'autre des maladies, sans se rendre compte de l'action de ces causes, sans rechercher le point limité ou plus ou moins étendu que leur influence modifie d'une manière vicieuse, sans découvrir le rapport intime qu'elles ont entre elles; car n'est-ce pas de cette connaissance que résulte le traitement le plus méthodique et le plus efficace d'une maladie quelconque, d'après le principe *sublatâ causâ, tollitur effectus?* N'est-il pas facile de concevoir, par exemple, qu'une irritation de la muqueuse digestive, occasionée par la présence des vers, qu'une surexcitation développée dans les organes génitaux par la masturbation, puissent l'une et l'autre déterminer, suivant la disposition des individus, des convulsions ou l'épilepsie, de la même manière qu'une odontalgie, une otite, un panaris, chez une personne très-irritable, donnent lieu aux mêmes phénomènes convulsifs et épileptiques? Or, dans tous ces cas,

ou sait qu'il suffit, pour dissiper ou prévenir ces phénomènes, d'agir locale-
ment, d'administrer des vermifuges,
de rompre une habitude vicieuse, de
faire la soustraction d'un clitoris développé outre mesure, etc. Qu'il n'y ait
pas toujours un rapport intime entre la
cause et l'effet, qu'une cause légère pro-
duise quelquefois des effets extraordinaires, à la bonne heure ; cela tient à
des dispositions individuelles qu'il ne
nous est pas toujours donné de reconnaître *à priori* ; mais s'ensuit-il de là
qu'il faille perdre de vue la cause quelque minime qu'elle soit ? Ne sommes-
nous pas très-heureux de la découvrir ,
s'il nous suffit encore de l'éloigner ou de
corriger la modification locale qu'elle a
déterminée pour dissiper à l'instant les
phénomènes généraux les plus compli-
qués, les plus effrayans ?

Etablir que la cause et le siége du
scorbut sont partout, que la cause est
universelle et le siége purement local

dans quelques fièvres et dans la variole,
n'est-ce pas embrouiller plutôt qu'éclaircir l'étiologie et le diagnostic de ces
maladies? et, dans le dernier cas, ne
reste-t-il pas toujours à découvrir pourquoi la maladie s'est plutôt fixée sur tel
organe que sur tel autre? c'est de cet
effet là dont il nous importe surtout de
rechercher et de découvrir la cause
spéciale; qu'il y ait ensuite des causes
universelles, prédisposantes, tenant à
l'âge, au sexe, à la constitution, etc.,
c'est incontestable; mais celles-là n'occasionent pas de lésions particulières, elles
y disposent seulement, et la maladie
attend pour se développer l'action des
causes spéciales, efficientes, occasionelles.

Est-il vrai que dans le tétanos il y ait
deux maladies, l'une extérieure et quelquefois très-légère, l'autre profonde,
générale, terrible? Pas plus que dans
une odontalgie accompagnée de convulsions chez une personne très-irrita-

ble ; le dentiste vient qui emporte et le mal de dent et les convulsions ; cette dernière maladie, quoique plus grave, plus terrible que la première, n'en était pourtant qu'une dépendance. On sait que la rétention prolongée du méconium peut déterminer chez l'enfant qui vient de naître le tétanos ou le *trismus nascentium* : hé bien ! que l'on favorise promptement cette évacuation par l'usage du sirop de rhubarbe, d'un bain tiède et des frictions abdominales, on fait cesser à la fois l'irritation légère des intestins et la maladie générale, terrible, qui constitue le tétanos ; donc il n'y a là qu'une seule chose véritablement essentielle, l'irritation locale qui, quelque légère qu'on la suppose, peut, suivant l'âge et l'irritabilité individuelle, suivant la chaleur atmosphérique, déterminer toute espèce de désordres dans le système nerveux et dans tout l'organisme ; de la même manière qu'un érysipèle très-intense peut occasioner les symp-

tômes fébriles et gastriques les plus
généraux, les plus inquiétans.

Rien n'est plus incertain et plus dé-
plorable dans la pratique médicale que
d'être obligé de faire ce qu'on appelle
la médecine des symptômes, c'est-à-
dire, de poursuivre par tels ou tels
moyens thérapeutiques tels ou tels
phénomènes généraux, plus ou moins
saillans, sans se rendre compte de la
cause première, de l'irritation locale
dont ces symptômes ne sont que la
conséquence. Si dans le tétanos et la
rage une plaie est l'occasion des phénomènes nerveux, tétaniques et hydrophobiques, pourquoi ne s'occuperait-on
pas spécialement de cette plaie? pourquoi ne donnerait-on pas à cette lésion
locale une importance proportionnée
au trouble qui en résulte dans l'économie? certes, il en vaut bien la peine,
puisqu'en agissant sur cette plaie, en la
modifiant tout de suite, et d'une manière
convenable, on peut prévenir ou dis-

siper cet ébranlement communiqué à tout le système nerveux, et dont il est plus tard presque toujours impossible d'arrêter les funestes effets ! S'il est vrai, comme on l'avoue, que la plaie ou la lésion locale *soit l'occasion* du tétanos ou de la rage, cela suffit. Quand on a une cause occasionelle bien positive, est-il nécessaire d'aller à la recherche d'une cause *réelle et propre?* d'ailleurs où la chercher cette prétendue cause, si ce n'est dans l'idiosyncrasie ou la disposition individuelle qui fait que la même plaie, toutes choses égales d'ailleurs, peut, chez l'un, déterminer le tétanos, chez un autre, se borner à des symptômes purement locaux? or, une telle recherche serait bien vaine, puisqu'elle nous conduirait à approfondir les mystères de la nature touchant l'organisation intime et si variée qu'il lui a plu de départir à chacun de nous en particulier...

DE LA NATURE ET DU SIÉGE

DE LA PLUPART

DES AFFECTIONS

CONVULSIVES,

COMATEUSES, MENTALES.

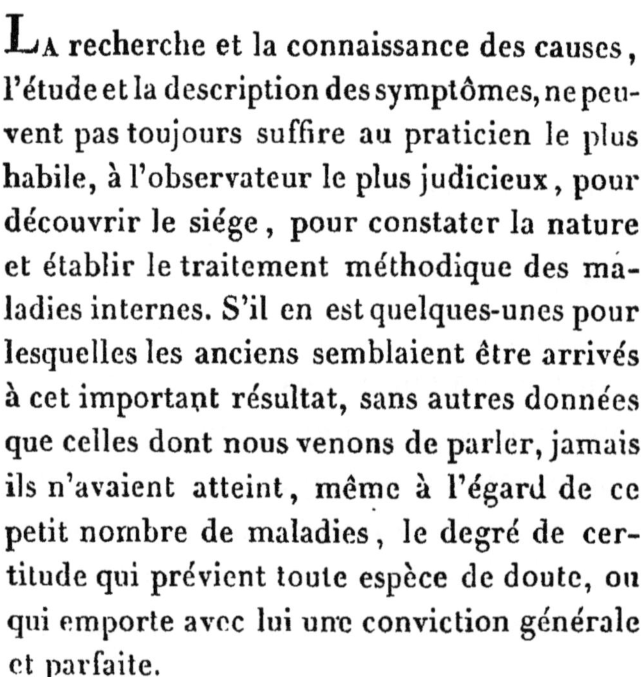

La recherche et la connaissance des causes,
l'étude et la description des symptômes, ne peuvent pas toujours suffire au praticien le plus
habile, à l'observateur le plus judicieux, pour
découvrir le siége, pour constater la nature
et établir le traitement méthodique des maladies internes. S'il en est quelques-unes pour
lesquelles les anciens semblaient être arrivés
à cet important résultat, sans autres données
que celles dont nous venons de parler, jamais
ils n'avaient atteint, même à l'égard de ce
petit nombre de maladies, le degré de certitude qui prévient toute espèce de doute, ou
qui emporte avec lui une conviction générale
et parfaite.

Il fallait, pour arriver là, des autopsies :
il fallait des recherches exactes et multipliées

d'anatomie pathologique, jointes à une connaissance plus parfaite des propriétés vitales et de toutes les fonctions organiques dans l'état de santé, afin de mieux juger des changemens qui y surviennent dans l'état de maladie. L'on est resté bien long-temps avant de soupçonner l'immense avantage qu'il y aurait pour l'avancement de la science, d'associer entre elles nos connaissances physiologiques et pathologiques, de mettre en rapport les phénomènes qui constituent la santé et ceux qui indiquent la maladie, de comparer les mêmes organes dans l'état sain et lorsqu'ils ont été diversement modifiés par la maladie, de choisir, entre plusieurs organes dont les fonctions sont en même temps troublées, celui dont l'affection est primitive et d'où sont parties des influences sympathiques plus ou moins étendues, plus ou moins variées, plus ou moins funestes.

Lorsque des hommes de génie, tels que les Bonnet, les Lieutaud, les Morgagni, eurent donné la première impulsion à l'anatomie pathologique, en ouvrant des cadavres, en décrivant des altérations organiques, suites de maladies, il fallait étudier mieux qu'ils n'avaient pu le faire le rapport, la concor-

dance qui devait exister entre ces altérations et les symptômes observés durant la
maladie ; il fallait remonter à l'origine de
celle-ci, en suivre les progrès, voir naître
les complications à travers une foule de
symptômes qu'on décrivait longuement ou
qu'on s'étudiait à grouper, au lieu d'en faire
l'analyse, au lieu de s'attacher à distinguer
ceux de la lésion primitive de tant d'autres
qui le plus souvent marchent à sa suite comme
accessoires ou comme complication.

Plus tard des praticiens distingués se sont
livrés à des travaux plus ou moins importans,
pour atteindre un but si fécond en résultats
utiles à l'avancement de la science ; tels sont
les Bordeu , les Portal, les Pinel, les Corvisart, les Bichat, les Broussais, les Dupuytren,
les Lallemand, les Laennec, et l'on peut dire,
à la gloire de l'art et des médecins français ,
que dans un quart de siècle environ (intervalle de temps bien court pour une science
de faits et d'observations), on est allé bien
avant dans le diagnostic, dans la connaissance
de la nature et du siége de la plupart des affections thoraciques , abdominales et encéphaliques.

S'il y a plusieurs maladies pour lesquelles

on est loin encore d'avoir atteint le but dont il s'agit, n'est-ce pas en partie parce qu'on n'a pas toujours pris les moyens les plus convenables pour y arriver? N'est-ce point parce qu'on s'est éloigné de la vraie route dans l'investigation de ces maladies, soit en donnant à des suppositions gratuites toute l'importance de la vérité, soit en établissant entre les diverses nuances d'une même maladie des distinctions plus subtiles qu'exactes pour en faire autant de maladies particulières et distinctes les unes des autres, soit en ayant recours à des divisions non-seulement arbitraires, mais propres à égarer ; telle est d'abord la grande division des maladies en organiques et vitales, en locales et essentielles : cette distinction funeste une fois sanctionnée, et les caractères particuliers à chacune de ces divisions une fois assignés, il n'était plus question de rechercher la nature et le siége des maladies *vitales,* ni des fièvres *essentielles;* on en faisait des maladies *sui generis,* existant par elles-mêmes, indépendamment des organes ou sans aucune espèce de lésion organique. D'autres fois c'étaient des maladies générales, *totius substantiæ*, auxquelles il était inutile et tout-à-fait impossible d'as-

signer de siége particulier; on les connais-
sait à certains groupes de symptômes ; on les
attaquait avec plus ou moins de succès par tel
ou tel moyen; et voilà tout. Il semblait que
jamais on ne devait aller plus loin dans la
connaissance des affections vitales, c'est-à-
dire de toutes les fièvres essentielles et de la
plupart des névroses!

D'après le sens qu'emporte naturellement
avec lui le mot *essentiel*, il nous semble
qu'on devrait être beaucoup plus réservé dans
son emploi en pathologie, et qu'au lieu de
l'employer vaguement pour indiquer des affections générales ou peu connues, on ne
devrait, au contraire, appeler essentielles
que les maladies dont on connaît la nature et
le siége; car, sans cette connaissance, comment affirmer qu'une maladie est essentielle?
Si l'on n'avait, pour établir l'existence d'une
maladie donnée, qu'un certain groupe de
symptômes très-variables quant à leur forme,
leur intensité, leur durée, dont chacun pût
faire partie de ceux auxquels on reconnaît
une maladie différente, et dont aucun ne
fût de rigueur pour constituer celle dont il
s'agit, il est évident qu'on ne pourrait rai-
sonnablement lui donner le nom d'essentielle,

parce que, ne sachant pas en quoi cette maladie consiste, on ne peut pas être certain si elle ne dépend point sympathiquement d'une autre maladie , et si elle ne tient pas à quelque lésion organique qu'il est possible de découvrir, à la souffrance de quelque organe qu'on néglige d'interroger. Pour donner avec fondement le nom d'*essentielle* à une maladie quelconque , il faut en connaître l'essence, c'est-à-dire ce par quoi elle existe, c'est-à-dire le résultat de son agent provocateur ou l'effet immédiat de sa cause productrice. C'est par la connaissance des causes , par la recherche exacte de leur mode d'action et de la modification qui en est résultée dans certains organes , plus encore que par l'examen du trouble apporté dans leurs fonctions sous l'influence de ces causes , qu'on peut déterminer la nature et le siége d'une maladie , arriver à son essence et prononcer avec certitude son essentialité. Mais, quand on a examiné tous les divers phénomènes que présente une maladie quelconque, il faut encore, pour arriver au but dont il s'agit, séparer tous les symptômes qui lui sont propres d'avec ceux qui ne sont qu'accessoires, accidentels, ou communs à plusieurs autres maladies ; il

faut, par l'analyse exacte de tous les symptômes qu'on observe durant son cours, distinguer ceux qui dépendent de l'organe primitivement affecté, de ceux qui sont dus aux
relations sympathiques qu'il entretient avec
d'autres organes plus ou moins éloignés, plus
ou moins nombreux, et qui ne sont affectés
que secondairement. Car, pour établir une
maladie particulière, *sui generis*, ou essentielle, il faut, dans tous les cas, faire connaître ses caractères distinctifs, établir à la fois
son essentialité et son individualité.

Il sera difficile, et peut-être impossible,
qu'on parvienne jamais à s'entendre en pathologie, si l'on ne part du principe que toute
maladie (sans en excepter celles qu'on appelle
fièvres, *névroses*, etc.), tient primitivement à
une lésion organique quelconque. En effet,
comment concevoir le développement d'une
maladie sans cette lésion? Si cette lésion
n'est pas constamment trouvée après la mort,
doit-on en conclure qu'elle n'existe pas. et
qu'il y a des maladies purement vitales, ou
qui détruisent la vie sans porter atteinte aux
organes dont l'action seule constitue et entretient la vie? Admettons, pour un instant,
cette dernière conclusion, et croyons à l'exis-

tence des affections vitales; qu'en résultera-
t-il pour la théorie de ces affections? Comment
pourra-t-on en concevoir le développement,
et quelles données aura-t-on pour établir à
leur égard un diagnostic certain, un traitement méthodique? Sur quoi porteront leur
influence, les causes occasionelles ou efficientes des maladies dont il s'agit? Seront-ce
les propriétés vitales qui recevront cette influence? Mais les propriétés vitales ne sont
rien par elles-mêmes ou considérées isolément de la matière organisée et vivante, ce
sont des expressions choisies pour indiquer
les attributs de cette matière. Ces causes agi-
ront-elles sur les fluides? Mais les fluides
supposent l'existence préalable des solides et
résultent de l'action de ces derniers. Or, l'action qui modifie ou altère les fluides ne serait-
elle point la même que celle qui les produit?
Ne peut-on pas concevoir que cette dernière
action puisse être troublée ou pervertie au
point qu'il en résulte un changement notable
dans les fluides sécrétés, exhalés? Et, dans
ce cas, n'est-ce pas aux organes sécréteurs et
exhalans, plutôt qu'aux fluides sécrétés ou
exhalés qu'il faut s'en prendre pour leur demander raison de leurs qualités vicieuses? Si

les organes dont il s'agit n'avaient éprouvé aucune lésion, aucune modification particulière, pourquoi leur action ne serait-elle pas restée la même, et pourquoi le produit en serait-il changé ou différent? Voyons ce qui se passe à l'extérieur, dans le coryza, dans une ophthalmie: si le fluide sécrété par la conjonctive et par la glande lacrymale présente des qualités différentes; si le mucus nasal est plus fluide, plus irritant, n'est-ce pas, dans l'un et dans l'autre cas, parce que leurs organes sécréteurs ont été modifiés ou enflammés ?

Il est vrai qu'il y a des maladies dans lesquelles toutes les fonctions paraissent troublées, mais ce n'est point dans le principe et lorsque ces maladies sont dans toute leur simplicité ; ou bien, au milieu d'un désordre qui paraît général au premier abord, il est souvent possible de découvrir celle de toutes ces fonctions dont le trouble est le plus marqué, le plus constant, le plus durable; il est possible de trouver la lésion primitive dans l'organe qui est chargé de cette fonction. D'autres fois on trouvera cette lésion dans quelque viscère dont le mode de souffrance est peu saillant, et qui se reconnaît, sinon à des signes locaux, du moins à des influences sympathiques plus ou moins remarquables et constatées par l'expérience.

D'ailleurs, comment pourrait-on isoler les maladies des organes, pour en faire des êtres abstraits, existant par eux-mêmes, si l'on réfléchit que ces maladies n'existent que par l'existence de l'individu malade? Quand la mort vient, il n'y a plus ni maladie, ni groupe de symptômes à observer ; il ne reste que ce qu'il y a de vraiment essentiel, c'est-à-dire la lésion matérielle non aperçue, ou dont on ne faisait aucun cas pendant la vie. Mais cette vie, qui est indispensable à la manifestation des phénomènes morbides, n'est-elle pas entretenue par l'exercice des fonctions organiques? La santé ne résulte-t-elle pas de la liberté, de la régularité, de l'harmonie de ces fonctions? La maladie n'est-elle pas occasionée par le trouble, le dérangement qu'apporte telle cause, tel agent modificateur dans ces mêmes fonctions? Et toute espèce de fonctions, dans l'état de santé, comme dans la maladie, ne dépend-elle pas toujours du mouvement, de l'action des organes? Il est donc évident que, en dernier résultat, ce sont toujours les organes qui souffrent, et dont la souffrance provient d'une altération quelconque, altération qu'il est facile de concevoir, puisque c'est toujours sur les organes que va retentir l'action des causes morbifiques. Les agens physiques et moraux, quels qu'ils soient, ne peuvent point modifier ou altérer dans sa nature l'être qui pense en nous ; et lorsqu'ils troublent ou empêchent les opérations de l'intellect, c'est en dérangeant, en modifiant les organes matériels qui servent d'instrumens au libre développement de la pensée. L'âme de l'idiot est enchaînée par la lésion matérielle du cerveau ; si, chez lui, les fonctions intellectuelles ne s'exercent pas, ou s'exercent mal, c'est parce que son cerveau est mal organisé, parce que cet organe est lésé ou modifié d'une manière vicieuse. Mais il n'en est pas de même, par exemple, quand il s'agit du trouble des fonctions cérébrales, qui constitue le délire, les convulsions ; il s'en faut bien que le véritable siége du mal soit toujours là d'où provient ce dernier symptôme, quelque saillant qu'il paraisse dans certaines maladies ; l'expérience n'a-t-elle pas appris et ne confirme-t-elle pas chaque jour le contraire? Beaucoup de faits ne prouvent-ils pas que le délire peut tenir à

l'excitation passagère de l'estomac, et à l'influence sympathique de cet organe sur le cerveau, comme dans l'ivresse, comme dans la
plupart des phlegmasies arrivées à leur plus
haut degré d'intensité, et principalement dans
les gastro-entérites, les gastro-hépatites, ou
dans la plupart des fièvres bilieuses, ataxiques
et pernicieuses des auteurs? Les convulsions
ne dépendent-elles pas très-souvent d'une lésion locale, externe, ou interne, d'une irritation entretenue par la présence des vers dans
le canal intestinal, par une odontalgie, etc.?
Or, dans tous ces cas, il n'y a pas de doute
que le cerveau ne soit affecté sympathiquement ou secondairement. Quelque nom que
porte une maladie, quelque rang qu'elle occupe dans un cadre nosologique, lorsqu'elle
n'est établie que sur un groupe de symptômes
très-variables, et susceptibles d'être produits
tour-à-tour par la lésion de plusieurs organes
différens, elle ne nous semblera jamais devoir
constituer une maladie particulière, identique
ou essentielle : on conviendra sans doute que
le délire, les convulsions se trouvent parfaitement dans ce cas; on conviendra facilement qu'il n'y a pas de maladies essentielles,
et existant par elles-mêmes, auxquelles on

puisse donner les noms dont il s'agit , mais qu'il existe seulement des phénomènes convulsifs , délirans, qui peuvent survenir dans une infinité de circonstances différentes, et accompagner la plupart des affections aiguës, lorsqu'elles arrivent à leur plus haut degré , surtout chez les enfans et les adultes les plus irritables. Hé bien ! nous pensons que les convulsions , le délire , sont des phénomènes tout-à-fait semblables à ceux dont les différens groupes constituent l'hystérie , l'épilepsie , le tétanos, l'hydrophobie , la catalepsie, la chorée, l'hypocondrie , la manie , la nymphomanie, etc. Toutes ces affections, divisées communément en maladies essentielles, idiopathiques, symptomatiques , nous semblent devoir être, dans tous les cas, symptomatiques d'une lésion locale qu'il est possible d'assigner.

Si l'on réfléchit qu'on se servait autrefois du mot *essentiel* pour indiquer les maladies générales , ou les maladies dont on ignorait la nature et le siége, on concevra que le nombre des maladies essentielles ait dû naturellement commencer par être très-grand; parce que la première chose qu'on a faite pour arriver à la connaissance des maladies en géné-

ral, c'est de décrire, de grouper les phénomènes les plus saillans qu'elles présentaient
dans tel ou tel cas, de donner des noms à ces
groupes, d'établir ainsi des maladies particulières, d'enrichir les cadres nosologiques de
telle ou telle entité pathologique, sans se
donner la peine d'analyser les phénomènes
observés, et d'en rechercher la source première, sans se douter qu'il fût nécessaire
d'aller plus loin dans leur investigation, et de
découvrir des organes malades.

On se rappelle que dans nulle classe de maladies l'essentialité ne jouait autrefois un plus
grand rôle que dans la classe des fièvres; et
l'on sait aujourd'hui dans quelles limites
étroites se trouve déjà resserré le domaine
des prétendues fièvres essentielles..... Si l'on
conserve l'épithète dont il s'agit, c'est pour
caractériser certaines fièvres, certaines névroses dans quelques cas rares, où l'on suppose encore qu'elles existent par elles-mêmes,
indépendamment des organes, et pour les
distinguer des cas dans lesquels on reconnaît
généralement des organes malades dont elles
ne sont qu'une expression particulière de
souffrance, cas dans lesquels on leur donne
le nom de *symptomatiques*. Si l'on fait atten-

tion au peu d'importance du mot *essentiel*, ou plutôt à l'importance funeste qu'on s'obstine à lui donner puisqu'elle nuit aux progrès de l'art et à la connaissance des maladies, n'est-on pas porté à désirer qu'il soit à jamais banni du langage médical ? Nous pensons qu'au lieu de cette épithète, on ne devrait employer que celle d'idiopathique pour exprimer l'opposé de symptomatique, ou de sympathique, en attachant toutefois au mot idiopathique l'idée d'un maladie ayant constamment son siége dans les organes dont les fonctions troublées constituent ses principaux phénomènes. Il faudrait aussi que la maladie portât toujours le nom des organes dont il s'agit; de cette manière, on restreindrait beaucoup, il est vrai, l'application de l'épithète idiopathique, mais on s'entendrait mieux : ainsi, par exemple, on pourra dire d'une arachnitis, d'une pneumonie, d'une gastrite, qu'elles sont des maladies idiopathiques; il n'en sera pas de même de l'hystérie, du tétanos, de l'épilepsie, etc., dont les symptômes très-variables peuvent être développés par plusieurs lésions différentes, et ayant leur siége dans des organes bien distincts les uns des autres; ces dernières ma-

ladies devrônt toujours être considérées,
selon nous, comme sympathiques ou symptomatiques. Dans le premier cas, il s'agit d'une
lésion identique dans son siége et sa nature,
c'est-à-dire, d'une inflammation de l'arachnoïde, du poumon, de l'estomac ; que cette
lésion soit primitive ou consécutive , qu'elle
existe seule et par elle-même, ou qu'elle ait
été développée sous l'influence d'une autre
maladie, toujours est-il vrai que ce sont constamment les mêmes organes énumérés qui
sont le siége de la même lésion ou d'une inflammation. Dans le second cas, au contraire, les phénomènes qui constituent l'hystérie, le tétanos, l'épilepsie , bien qu'ils indiquent évidemment un trouble dans les
fonctions cérébrales , ne dépendent point
d'une lésion identique et reconnue la même
dans tous les cas ; combien de fois ces phénomènes ne tiennent-ils point à la lésion de
tout autre organe qu'à celle du cerveau ! Ne
peuvent-ils pas être occasionés par une affection de la matrice et des organes de la génération , par une irritation particulière de
la muqueuse digestive, ou bien par quelque
autre lésion locale, indépendante de celle-ci,
et qui peut, abstraction faite de son siége,

développer les mêmes phénomènes que quand l'utérus et le cerveau sont eux-mêmes le siége de cette lésion? Dans ce dernier cas même, et quoique après la mort d'une personne affectée d'épilepsie ou d'hystérie, on rencontrerait des lésions dans le cerveau et la matrice, serait-on en droit d'en conclure l'existence d'une épilepsie cérébrale, d'une hystérie idiopathique? puisque la même lésion du cerveau et de la matrice qui produit chez un individu les groupes de symptômes qu'on nomme épilepsie, hystérie, ne les développe pas chez un autre et semble exiger une disposition particulière du malade, ou certaines influences organiques qu'il n'est pas facile de déterminer; puisque la même lésion locale peut se reproduire cinquante fois, avant de donner lieu une seconde fois aux phénomènes épileptiques et hystériques; puisque cette lésion ne porte aucun type, aucun cachet particulier, qui puissent faire dire à l'observateur le plus attentif, voilà les traces matérielles d'une hystérie, d'une épilepsie, comme on dit voilà les traces d'une arachnitis, d'une pleurésie. Toutes les altérations organiques qu'on a découvertes jusqu'à ce jour dans le cerveau ou ses membranes, dans les organes

de la génération, à la suite de l'épilepsie et de
l'hystérie, ne sont presque jamais les mêmes,
n'offrent absolument rien de particulier,
même dans les épilepsies et les hystéries dites
essentielles, ou idiopatiques du cerveau et de
la matrice ; les phénomènes qui les caractérisent dans ce dernier cas, ne présentent non
plus rien qui les distingue particulièrement
des cas où elles sont véritablement symptomatiques de la lésion de tout autre organe ;
d'où nous sommes déjà porté à conclure par
anticipation qu'il n'y a pas d'hystérie et d'é-
pilepsie essentielles, mais qu'il existe seulement des phénomènes épileptiques et hystériques tout-à-fait analogues aux phénomènes
convulsifs, délirans, ataxiques, comateux, et
comme eux toujours symptomatiques d'une
lésion organique très-variable par son siége,
sa nature et son intensité.

Je ne sais pourquoi notre esprit, trop
porté à la paresse, se donne si rarement la
peine d'examiner à fond des questions difficiles ; et pourquoi, au lieu de se rendre compte
de ce qu'il observe, de scruter la nature des
maladies, il se paie de mots vides de sens,
qui n'apprennent rien, ou qui semblent indiquer qu'on ne peut pas, qu'on ne doit pas al-

ler plus loin, ni remonter à la première source
d'un grand nombre de phénomènes morbides
analogues à ceux que nous venons de citer !

C'était, il y a peu de temps encore, une
espèce de triomphe d'ajouter une nouvelle
maladie à celles déjà observées précédemment : aussi, combien de fois s'est-on servi
de distinctions subtiles, de quelques phénomènes plus ou moins saillans et remarquables, pour créer de nouvelles entités pathologiques, et leur donner des noms ! Au lieu
de multiplier ainsi le nombre des maladies,
si l'on eût cherché à les rapprocher les unes
des autres, à les réunir, à les comparer entre
elles, on aurait souvent trouvé des rapports,
des ressemblances qui auraient pu faire pressentir ou connaître plus facilement leur nature, leur siége, en un mot ce qu'il y a en
elles d'important et de vraiment essentiel ;
tandis qu'on s'arrêtait à une essentialité de
mots, à des êtres abstraits ou purement imaginaires, sans se rendre raison de la modification organique qui porte le trouble dans
telle ou telle fonction, on ne songeait même
pas qu'elle pût ou qu'elle dût exister cette
modification, parce qu'il suffisait de voir d'un
côté des causes, de l'autre des symptômes,

4

sans s'inquiéter dans quels organes ces causes allaient porter leur action, sans remarquer de quelles fonctions ces symptômes indiquaient particulièrement le trouble, sans se demander quels organes étaient chargés de ces fonctions, et pourquoi ils ne les remplissaient pas comme dans l'état de santé.

Parmi les hommes de génie dont les travaux nous préparèrent une anatomie pathologique, quelques-uns portant l'analyse dans les lois qui régissent la matière organisée et vivante, portant l'analyse dans les fonctions organiques dont l'ensemble constitue la vie, dont la régularité et l'harmonie établissent la santé, dont le trouble et la suspension causent les maladies et la mort ; portant l'analyse, enfin, dans l'action des causes qui développent ces derniers accidens, comprirent que les organes seuls pouvaient recevoir cette action, être modifiés par elle, et que toute maladie tenait primitivement à une lésion de tissu, à une altération organique quelconque. Dès que Bichat osa pressentir cette vérité, dès que M. Broussais l'eut appuyée de faits nombreux et en eut fait la base d'une nouvelle doctrine médicale ; dès que ce praticien célèbre eut tracé la marche à suivre et indi-

qué par quels moyens on pourrait la mettre
de plus en plus en évidence , les travaux des
médecins physiologistes, dirigés dans tous les
sens, ont de plus en plus confirmé et développé cette vérité importante. Aussi, combien
de maladies générales ont été localisées!
Combien de groupes de symptômes fébriles
depuis long-temps regardés comme essentiels, combien de phénomènes généraux
qu'on décrivait vaguement, sans indiquer
des organes malades, ont été appréciés à leur
juste valeur, ont été convenablement inter-
prétés et considérés comme symptomatiques
de telle ou telle lésion locale qu'on soup-
çonnait à peine, ou dont on faisait des *complications* par respect pour le dogme de l'essentialité des fièvres !

Si presque toutes les maladies vitales ou
essentielles appelées *fièvres* se trouvent aujourd'hui localisées ; s'il est vrai qu'elles
soient assez généralement reconnues pour
n'être que des symptômes de réaction ou des
phénomènes sympathiques de la lésion primitive d'un ou plusieurs organes, pourquoi
n'en serait-il pas de même des autres maladies vitales ou des névroses? On dit que ,
dans les névroses (qui sont les maladies

vitales par excellence), il n'y a qu'une lésion
du sentiment et du mouvement *sans affection locale!* On dit que l'autopsie ne fait point
découvrir chez les individus qui y succombent des lésions particulières, ni des nerfs
altérés dans leur forme, leur volume, leur
texture, etc.! Mais pourquoi supposer que les
névroses, ou que les maladies reconnues sous
ce nom, aient exclusivement leur siége dans
les nerfs? Pourquoi supposer que, dans ces
maladies, quelques nerfs en particulier doivent être lésés ou affectés de la même manière que dans les névralgies? Certes, il
ne faut pas confondre celles-ci avec celles-là :
les névralgies ayant leur siége exclusif dans
certains cordons nerveux, n'ont point, comme
les névroses, le pouvoir d'exercer des influences sympathiques qui troublent les fonctions
intellectuelles, de la même manière que les
névroses n'ont pas en général, comme les
inflammations, la propriété de développer
des phénomènes de réaction sur le cœur,
l'estomac, les poumons, la peau, etc. On ne
peut douter que dans la plupart des névroses,
une partie limitée du système capillaire sanguin ne prenne part à l'affection du système
nerveux de tel ou tel organe, tout comme ce

dernier système prend une part plus ou moins
marquée aux modifications particulières du
système capillaire sanguin qui constituent les
inflammations; mais dans celles-ci, l'irritation
prédominant dans le système sanguin , doit
plus particulièrement influencer le cœur, l'estomac, les poumons, etc. ; tandis que , dans
les névroses , l'irritation étant en excès dans
le système nerveux , doit sympathiquement
troubler les fonctions cérébrales. Voyez une
gastro-hépatite , une gastro-duodénite chronique, chez un homme sanguin, fortement
constitué : les symptômes sont toujours ceux
d'une inflammation à différens degrés d'intensité avec une fièvre plus ou moins marquée. Voyez la même affection chez une autre personne bilieuse , très-irritable , d'une
constitution frêle, nerveuse : l'irritation du
système nerveux de la muqueuse digestive
sera prédominante ; il n'y aura pas de fièvre ;
et, à certains troubles des fonctions digestives, se joindront des phénomènes nerveux
d'inquiétude, de tristesse, d'amour de la solitude, de défiance ou de frayeur, en un mot,
la plupart des symptômes de l'hypocondrie,
de la mélancolie, parfois de l'hystérie, de la
manie, etc.

Lorsqu'on a seulement des phénomènes de
réaction fébriles, nerveux, gastriques, ou autres semblables, pour arriver à la connaissance d'une maladie interne, on peut facilement être induit en erreur; parce que la
même lésion locale peut produire des phénomènes généraux ou sympathiques très-dif-
férens, suivant l'âge, le sexe, le tempérament et plusieurs autres circonstances dont il
est bien important de tenir compte quand
on procède à la connaissance de certaines
maladies, et en particulier au diagnostic
des névroses ou de la plupart des affections
convulsives, comateuses, mentales, délirantes, etc. Déterminer le siége et la nature
de ces affections est une tâche importante
et difficile à remplir. Toutefois ne serait-
il pas temps de chercher à établir à leur
égard une bonne théorie, c'est-à-dire, une
théorie qui ne fût que l'expression des faits;
et, si l'on veut bien y faire attention, si l'on
veut examiner tous ceux qui se trouvent déjà
consignés dans les annales de la science, as-
surément on conviendra que ce ne sont pas
les faits qui nous manquent. Et ce dont chacun pourra se convaincre, c'est de la difficulté de réunir, de coordonner, de ranger

ces faits autour d'un même chef dont ils ne se-
raient que la dépendance. Ce serait sans doute
simplifier l'étude des affections convulsives,
mentales, comateuses, etc., que d'en placer toujours le siége et exclusivement dans le cerveau,
par la raison qu'elles sont souvent produites
par des causes morales, et que leurs symptômes indiquent toujours un certain trouble dans
les fonctions intellectuelles. Mais indiquer vaguement et exclusivement le siége de ces maladies dans les organes encéphaliques, sans
préciser dans quelle partie et de quelle manière ces organes se trouvent lésés, c'est, selon nous, n'avoir rien fait encore pour arriver à la connaissance du siége et de la nature
des névroses; parce que le trouble ou la suspension momentanée des fonctions intellectuelles, et parce que tous les phénomènes
auxquels on reconnaît les affections mentales,
convulsives, etc., peuvent être sympathiques
de la lésion et de la souffrance de tout autre
organe que le cerveau. Et certes, combien de
faits ne viennent pas à l'appui de cette opinion! Beaucoup de faits ne prouvent-ils pas
que l'épilepsie, par exemple, peut dépendre
d'une affection locale externe et évidente;
d'autrefois d'une lésion ayant son siége dans

le canal digestif, dans le foie, les reins , les organes de la génération? Des faits semblables ne prouvent-ils pas que l'hystérie est souvent symptomatique de l'affection primitive des mêmes organes, et spécialement de la matrice; que l'érotomanie, la nymphomanie tiennent le plus souvent à l'irritation ou à certaines modifications des organes génitaux, que la mélancolie, l'hypocondrie, dépendent presque constamment d'une lésion chronique de l'estomac, du duodénum, du foie, de la rate?

De l'Hystérie.

Parmi les faits nombreux appartenant à la même espèce de névroses, à l'hystérie, par exemple, on en trouve à peine un petit nombre qui se ressemblent parfaitement. Il n'est point rare que chez une personne hystérique des symptômes manquent, qui sont très-sensibles dans une autre, qui paraissent dominans et constituer seuls la maladie chez une troisième. S'ensuit-il que, pour faire ressortir la différence de tel fait avec tel autre, il faille les séparer, établir entre eux des distinctions pénibles, qui sont si peu dans la nature qu'il n'est pas donné à deux observateurs de les saisir, alors même qu'ils se trouvent placés dans des circonstances semblables? Ne peut-on pas comprendre que la même cause, la même lésion puisse produire des effets à différens degrés, et développer un symptôme de plus ou un symptôme de moins, sans qu'on soit autorisé à créer des êtres particuliers, ou des espèces de maladie à part, et basées uniquement sur ces divers degrés, sur la présence ou sur l'absence de tel ou tel symptôme? car, que résulte-t-il de cette manière de procéder dans l'établissement et la description des maladies? c'est qu'un praticien admet telle ou telle variété pathologique qui n'est point admise par l'autre, c'est que l'on trouve dans l'histoire d'une seule maladie assez de symptômes pour en établir plusieurs autres particulières qui ne diffèrent que par le plus ou le moins; on n'a pas songé que ce plus ou ce moins pouvait instantanément y être ajouté ou retranché par une foule de circonstances dont l'influence est ressentie d'un moment à l'autre par les malades. C'est ainsi que le groupe de symptômes appelé *hystérie*, peut tellement varier, qu'en voulant conserver ce type de maladie comme identique et essen-

tiel, on a été obligé de recourir à des complications diverses, à des espèces ou variétés
sans nombre, pour spécifier tous les autres
symptômes un peu saillans qui, par une infinité de circonstances, peuvent s'ajouter au
groupe essentiel. Aussi, plusieurs praticiens
ont-ils confondu et comme identifié l'hystérie
et l'hypocondrie : Sydenham, par exemple,
a toujours regardé l'hystérie, l'hypocondrie
et la mélancolie comme une seule et même
maladie. Hoffmann offre souvent des exemples de mélancolie, d'hypocondrie, qu'il appelle des affections hystériques. Peut-on s'empêcher de convenir que les phénomènes les
plus saillans de l'hystérie, lorsqu'ils sont très-
intenses, ressemblent beaucoup à ceux qui
caractérisent l'épilepsie, les convulsions idiopathiques, le tétanos, la rage ? On remarque
si souvent dans l'hystérie des symptômes d'é-
pilepsie, que M. Louyer-Villermay a cru devoir établir une variété particulière d'hystérie
qu'il appelle *épileptiforme.* D'autres médecins, tels que Sennert, Jonston, Lansonius,
avaient déjà formé une variété d'épilepsie
utérine, ce qui est à peu près la même chose
et prouve que tantôt les symptômes qui
constituent l'hystérie sont prédominans, tan-

tôt ceux auxquels on reconnaît l'épilepsie.
On rapporte des exemples d'hystérie qui présentent uniquement cet ensemble de symptômes que l'on est convenu d'appeler syncope. Quelquefois ce sont des symptômes de
manie qui se rencontrent avec ceux de l'hystérie, ou qui les remplacent. Plusieurs exemples d'hystérie rapportés dans les auteurs
n'offrent que ces mêmes symptômes qui ,
selon eux , et dans d'autres circonstances ,
constituent des convulsions essentielles.

Si rien n'est donc plus varié que les groupes divers, les complications et les espèces
particulières d'affections morbides décrites,
sous le nom d'hystérie , il faut convenir aussi
que rien n'est plus variable que la forme sous
laquelle cette dernière maladie peut se présenter : en effet, la perte de connaissance,
les mouvemens convulsifs de la face, les contractions involontaires des membres, qui sont
très-marqués chez un malade , sont à peine
sensibles chez un autre. Tantôt l'on trouve
parmi les phénomènes principaux qui constituent cette maladie , un certain dérangement
de la menstruation , un sentiment de pesanteur, de fourmillement et de chaleur dans le
bas ventre , d'où il paraît monter et s'arrêter

un instant au creux de l'estomac, s'élever vers la gorge, y développer la sensation d'une boule ou une espèce de constriction et d'étouffement particulier ; d'autrefois ces derniers symptômes n'existent pas, ou sont à peine marqués, tandis que l'on remarquera chez la malade un état de malaise général, de céphalalgie, d'inquiétude, de morosité ; il y a des défaillances passagères, des renvois, des borborygmes, un ralentissement des forces digestives, l'amour de la solitude, parfois une impulsion violente à la masturbation et aux plaisirs de l'amour ; de là les variétés d'hystérie connues sous les noms d'hystérie *hypocondriaque, syncopale, mélancolique*, et d'autres qu'on pourrait appeler *chlorotique, nymphomanique*, etc. On sait qu'il y a d'autres nuances d'hystérie dans lesquelles les femmes présentent des contractions violentes des muscles de la face, avec grincement de dents, écume à la bouche, parfois un sentiment de chaleur, de resserrement à la gorge, avec horreur des liquides, et tressaillement au moindre bruit, en un mot, avec des symptômes qui l'assimilent soit à l'épilepsie, soit à l'hydrophobie ; de là les noms d'hystérie *épileptique, épileptiforme* et d'hystérie *hydrophobique*.

Quant au début, à la durée et à la terminaison de l'hystérie, même instabilité, mêmes variations : tantôt l'accès vient tout-à-coup, et sans symptômes précurseurs, comme cela a lieu le plus souvent dans l'épilepsie ; tantôt son début est annoncé par certains prodromes. La durée des accès varie de quelques minutes à quelques jours. La terminaison est suivie parfois de l'oubli de tout ce qui s'est passé durant l'accès ; d'autres fois, les malades s'en rappellent plus ou moins. Enfin, chez quelques personnes, l'accès est suivi d'un état de fatigue, de tristesse et d'affaissement, qui, dans d'autres circonstances, n'est point sensible.

En jetant un coup-d'œil sur la plupart des opinions émises par les auteurs, touchant la la nature et le siége de l'hystérie, nous voyons qu'elles sont bien loin de s'accorder ; nous voyons que les uns la regardent comme une affection spasmodique, que les autres la placent au rang des névroses, des vésanies ; que d'autres la considèrent comme une affection de nature inflammatoire. Relativement à son siége, nous voyons que le plus grand nombre des auteurs le placent dans la matrice, que plusieurs l'établissent exclusivement dans le cerveau, que d'autres en reconnaissent parfois le siége dans le canal digestif, le foie, les reins, les organes de la génération, etc. Il y a des médecins qui ne veulent reconnaître à l'hystérie qu'un seul et même siége assigné là où leurs observations respectives leur ont fait trouver des lésions ; là encore où l'action des causes leur a paru porter son influence, et développer des phénomènes appropriés à cette action. Mais, quand des faits existent qui prouvent le contraire, et des faits observés par des auteurs dignes de foi, peut-on en récuser la valeur, en nier l'exactitude, parce qu'ils ne correspondent pas à telle ou telle théorie ? ce ne sont pas les faits qu'on peut faire plier aux théories, ce sont les théories qui doivent se plier aux faits et servir à les expliquer ou à les interpréter convenablement.

Il est vrai que le petit nombre de faits d'anatomie pathologique que l'on possède touchant l'hystérie ne s'accordent point entre eux ; il est vrai que, tantôt on a trouvé des lésions dans la matrice et les ovaires, tantôt des altérations dans le cerveau, quelquefois dans le canal digestif ou quelques autres organes ; mais faut-il en conclure que ces faits sont faux ou de nulle valeur ? Et ne sont-ils pas suffisans pour prouver que le siége de l'hystérie n'est point exclusivement dans tel ou tel organe? Il n'est pas étonnant que ces faits soient peu nombreux, parce que l'hystérie étant rarement mortelle, on n'a pu que rarement se livrer à ce genre de recherches. D'ailleurs, peut-être que l'esprit imbu de telle ou telle opinion touchant le siége de l'hystérie, on s'est contenté le plus souvent d'ouvrir et d'interroger les organes où l'on supposait ce siége; et lorsqu'on n'y a rien trouvé de particulier, on a prononcé qu'aucune altération organique n'existait, sans s'occuper des autres organes où l'on aurait pu la trouver. Quant à la nature de cette altération ou de la lésion locale primitive, il n'est pas facile de se prononcer d'après le petit nombre de recherches d'anatomie pathologique que l'on possède. On ne peut pas dire qu'elle soit purement inflammatoire, ou le résultat d'une phlegmasie chronique, parce rien dans les symptômes de l'hystérie n'indique ce type d'affection; parce qu'au lieu d'agir sympathiquement sur les organes de la circulation, elle porte une influence spéciale sur ceux de l'entendement, et parce qu'on ne la voit pas se développer chez les femmes qui ont passé l'âge critique, et qui pourtant sont si sujéttes aux inflammations chroniques, aux affections squirrheuses, cancéreuses des organes de la génération, et en particulier de l'utérus, des ovaires. On sait qu'à cet âge les femmes sont exemptes d'hystérie. Ce fait bien certain, prouve du moins que cette maladie tient le plus souvent à l'exaltation, au trouble, à un dérangement quelconque d'une fonction qui cesse avec la faculté d'engendrer, et qui commence avec elle, car les exemples d'hystérie observés avant la puberté sont rares, s'il en existe. Quel que soit donc le genre d'irritation simplement nerveuse, ou plutôt nerveuse et inflammatoire, qui dérange les fonctions de la matrice de manière à produire les phénomènes hystériques, il nous suffit de constater qu'une irritation ou qu'une lésion locale existe dans tous les cas d'hystérie.

Nous n'avons jamais été à même de faire l'autopsie de personnes affectées d'hystérie, mais chez celles qui se sont offertes à notre observation, nous avons toujours été conduit à penser d'après le mode d'action des causes déterminantes, d'après le genre de remèdes qu'on lui a opposé avec le plus de

succès, que le siége de l'hystérie était ordinairement dans les organes de la génération, et spécialement dans la matrice. Nous
avons été confirmé dans cette opinion en ré-
fléchissant que c'est vers ces derniers organes
que vont retentir la plupart des causes d'hystérie indiquées dans les auteurs, telles sont les
émotions vives et fréquentes à l'époque de la
menstruation et pendant la grossesse, les excès
dans les plaisirs de l'amour, la continence la
plus sévère chez les personnes qui n'y sont
point habituées, les conversations libres et
indécentes, la lecture d'ouvrages érotiques,
tout ce qui tend à exalter la sensibilité générale, et surtout la sensibilité locale de l'u-
térus, le retard ou la suspension des règles,
la suppression subite de la leucorrhée, des
lochies, etc.

Ceux qui placent dans le cerveau le siége
de l'hystérie invoquent en faveur de leur opinion l'examen des symptômes qui constituent
cette maladie: il est vrai que la plupart des
phénomènes hystériques résultent du trouble
ou de la suspension des facultés intellectuelles;
mais, peut-on ignorer les relations intimes
qui lient le cerveau et la matrice? Qui ne connaît la source des convulsions chez les femmes

enceintes? Qui ne sait qu'à la puberté un nouvel élan semble être donné aux fonctions intellectuelles par le développement des organes
de la génération? Qui n'est chaque jour témoin des phénomènes nerveux et cérébraux,
occasionés par l'écoulement pénible des règles, comme dans l'observation sous n°. 3 (1),
et plus souvent par le retard ou un dérangement dans l'évacuation périodique dont il
s'agit, comme dans les observations sous les
n°. 1er., 7 et 8. D'ailleurs, n'y a-t-il pas le plus
souvent dans l'hystérie quelques symptômes
locaux résultant d'une irritation placée dans
les organes de la génération, résultant de
l'excès ou du trouble partiel de leurs fonctions? Un sentiment particulier de souffrance
ne semble-t-il pas ordinairement partir du
bas-ventre ou de la matrice pour influencer
l'estomac, lui faire éprouver tantôt un froid
glacial, tantôt une chaleur brûlante, puis
monter à la gorge, y faire éprouver à la malade un sentiment particulier de suffocation
ou de resserrement? Quel autre organe que
la matrice pourrait exercer des influences

---

(1) Les observations ainsi numérotées se trouvent à la
fin du mémoire.

sympathiques aussi prononcées, et en même
temps sur le cerveau, l'estomac et la plupart
des organes qui reçoivent des filets du nerf
pneumo-gastrique ; tandis qu'il est très-facile
de s'en rendre raison, l'hystérie étant produite par une lésion locale, ou par la souffrance de la matrice? parce que cet organe
exerce déjà ces influences d'une manière plus
ou moins sensible dans l'état de santé : on sait
que, pendant la menstruation, l'appétit est
presque nul, que les digestions sont lentes,
difficiles ; que l'esprit présente une teinte de
tristesse et de mélancolie; que les sens sont
plus irritables, et la sensibilité générale plus
exquise ; on sait qu'après la conception les
fonctions digestives sont long-temps troublées
ou perverties, qu'il se développe des goûts
bizarres, des antipathies extraordinaires, parfois une mobilité et une incohérence sensible
dans les idées, puis des sentimens d'aversion,
de tristesse, de désespoir, développés sans aucun motif. Les anciens avaient observé que
le cou était plus volumineux, ou se gonflait
par suite de l'activité de la matrice. La physiologie nous apprend d'ailleurs que certains
organes de cette région, que les organes vo-
caux, le larynx, par exemple, acquièrent leur

développement avec celui des organes génitaux, qu'ils perdent leur force et leur activité
chez les femmes, du moment que la matrice
n'est plus apte à remplir ses fonctions.

Il nous paraît donc qu'on pourrait placer
exclusivement le siége de l'hystérie dans la
matrice, avec plus de raison qu'on en a de
l'assigner constamment dans le cerveau ; mais
nous pensons que ni l'une ni l'autre de ces
opinions n'est exacte, et que le siége de l'hystérie est susceptible de varier autant qu'il y a
d'organes dont la lésion primitive peut donner lieu aux divers phénomènes qui la constituent.

D'après tout ce que nous avons dit, nous
sommes conduit à penser : 1°. que le système
nerveux joue un grand rôle dans le développement des phénomènes hystériques, rôle
prouvé par la grande variété de ces phénomènes, par leur mobilité qu'il est impossible
de circonscrire dans un cercle limité, de ren-
fermer dans des bornes prescrites ;

2°. Que le groupe de symptômes appelé hystérie ne constitue point une affection essentielle, un maladie *sui generis*, et existant par
elle-même, dont le siége soit constamment le
même, et si bien connu qu'on puisse l'indiquer

par l'aspect seul des phénomènes auxquels on a donné le nom d'hystérie;

3°. Que cette maladie est toujours symptomatique d'une lésion locale, ou d'une irritation dont il est le plus souvent possible d'indiquer le siége, quoiqu'elle soit loin d'être toujours la même;

4°. Que le siége le plus fréquent de la lésion locale, ou de l'irritation dont il s'agit, se trouve dans la matrice ou les organes de la génération; assez souvent dans le cerveau, quelquefois dans les organes digestifs et dans d'autres parties du corps.

Donc, il n'y a pas, selon nous, une maladie particulière, fixe et bien déterminée, qu'on puisse appeler hystérie, mais il existe seulement des phénomènes particuliers, qu'on peut appeler hystériques par la raison qu'ils dépendent très-souvent d'une affection de la matrice, mais des phénomènes qui peuvent être occasionés par une lésion locale très-variable par son siége, sa nature, et la forme qu'elle présente aux yeux de l'anatomiste.

De l'Épilepsie.

Nous pourrions appliquer à l'épilepsie tout ce que nous venons de dire touchant la nature

et le siége de l'hystérie. Observés dès l'antiquité la plus reculée , les phénomènes épileptiques ont été désignés sous diverses dénominations bizarres dont les unes servent encore à
nous donner une idée du mystère et du mer-
veilleux qui enveloppent l'essence de cette
maladie ; tels sont ceux de *maladie sacrée*, de
haut-mal, mal caduc, mal Saint-Jean, etc.
Eh bien! si, pour exposer l'histoire de cette
maladie , on se bornait encore à faire une
énumération de causes, à donner une description de symptômes, à indiquer des remèdes d'autant plus nombreux et plus vantés
qu'il sont moins certains , ce serait refaire
ce qui a été fait mille fois; ce serait s'im-
poser une tâche déjà remplie par toute l'antiquité , qui peut à cet égard nous servir
de modèle. Mais nous devons essayer d'aller
plus loin dans l'investigation des maladies,
nous devons profiter des faits bien observés
que nous possédons déjà en grand nombre ;
nous devons examiner l'action des causes ,
analyser les symptômes les plus constans, les
plus durables, interroger durant la vie et
après la mort tous les organes dont les fonctions sont spécialement troublées, et ceux
qui peuvent les influencer sympathiquement,

pour déterminer aussi exactement que possible quels sont et la nature et le siége de la
maladie ; sans cela, son diagnostic sera toujours incertain, les bases du traitement seront
souvent mal établies, et le résultat peu satisfaisant. Il est vrai que l'examen des causes ,
que l'analyse des symptômes ne peuvent pas
toujours conduire à cet important résultat ;
l'action des causes est susceptible de varier
par tant de circonstances relatives à l'âge, au
sexe, aux idiosyncrasies ou dispositions individuelles ; beaucoup de symptômes sont si fu-
gaces, si incertains ! et lorsqu'ils indiquent
positivement le trouble de telle ou telle fonction, il reste encore à savoir si ce trouble est
idiopathique ou symptomatique ; s'il dépend de
la lésion propre de l'organe qui remplit cette
fonction , ou s'il tient à l'influence sympathique de la lésion primitive de quelque organe
plus ou moins éloigné.

Cependant , il nous paraît qu'en rassem-
blant toutes les données les plus positives ,
puisées dans le mode d'action des causes ,
dans le développement progressif des symptômes, dans l'utilité de quelques médicamens,
dans les altérations observées parfois à l'extérieur, et celles rencontrées dans les viscères

après la mort ; il nous paraît qu'en réunissant avec soin toutes ces données, on pourrait souvent arriver au résultat dont il s'agit, c'est-à-dire à découvrir la lésion primitive d'où partent toutes les influences sympathiques et tous les symptômes épileptiques. Mais, pour atteindre plus facilement et plus sûrement ce but important, il faut aller du simple au composé, du connu à l'inconnu, se servir des cas dans lesquels la lésion primitive est placée à l'extérieur du corps, c'est-à-dire des cas les mieux constatés, les plus évidens, pour éclairer ceux qui le sont peu ou point.

S'il était prouvé, par exemple, que tous les phénomènes qui constituent l'épilepsie, pussent être occasionés par une lésion locale externe, accessible à tous nos moyens investigateurs ; s'il était vrai qu'en modifiant, qu'en détruisant cette lésion, on pût faire cesser tous les phénomènes dont il s'agit, et guérir l'épilepsie ; s'il était certain qu'en éloignant l'action de certaines causes bien connues, on arrivât au même résultat, ne pourrait-on pas, par analogie, conclure ce qui se passe, lorsqu'on n'a plus les mêmes données, lorsque l'action des causes est inconnue, lorsque la lésion n'est pas visible, et que le siége de la maladie est plus difficile à déterminer?

C'est sans doute la meilleure méthode de procéder à la connaissance de certaines maladies dont le diagnostic est encore incertain, que de procéder toujours ainsi, que de voir d'abord les choses dans leur plus grande simplicité et du côté qu'elles se montrent le plus à découvert pour arriver ensuite aux complications et pour examiner les points les plus obscurs, les plus sujets à controverse; il nous paraît très-utile de rapprocher entre eux et de comparer tous les divers aspects sous lesquels la même maladie peut se présenter, afin de saisir leurs rapports et en tirer parti pour fonder un bon diagnostic, et non pour établir des distinctions subtiles, pour former des divisions superflues et créer des espèces particulières, qui ne servent qu'à embrouiller ce qu'on veut éclaircir; ne peut-on pas appliquer ce que nous venons de dire aux divisions de l'épilepsie en *essentielle, idiopathique, sympathique, symptomatique, héréditaire,* et aux diverses espèces connues sous les noms d'épilepsie *cérébrale, utérine, hypocondriaque?*

On pourrait être étonné que l'opinion des auteurs les plus recommandables touchant le siége de l'épilepsie ait été si différente et si variée, bien que les phénomènes principaux de cette maladie aient été connus et décrits dès la plus haute antiquité, bien que tous ces auteurs aient parfaitement reconnu, dans les symptômes de l'épilepsie, le trouble et la suspension des fonctions cérébrales. Mais si l'on réfléchit que les symptômes sont loin d'indiquer toujours le siége des maladies; si l'on réfléchit que la même affection locale peut développer les phénomènes sympathiques les plus disparates, que les mêmes phénomènes peuvent être produits par une infinité de causes agissant sur des organes différens, de telle sorte cependant qu'il en résulte le même type de symptômes pathognomoniques et morbides, on trouvera qu'il n'est point extraordinaire que les auteurs aient différé d'opinion touchant le siége de la maladie dont il s'agit.

Tissot, par exemple, qui donnait une grande attention aux organes génitaux dans le développement des maladies, ayant observé que les causes de l'épilepsie agissaient souvent sur ces organes, et qu'elle dépendait de l'excès dans les plaisirs de l'amour, et surtout de la masturbation, en a conclu que cette maladie avait son siége habituel dans les organes de la génération.

Plusieurs auteurs assignent toujours et exclusivement dans le cerveau le siége de l'épilepsie.

D'autres, tels que Hoffmann, Medicus, etc., ont pensé que cette maladie avait souvent son siége dans le canal digestif; quelques autres ont reconnu que l'épilepsie pouvait avoir son siége dans les reins, le foie, la matrice ou à l'extérieur du corps, dans une partie limitée de la surface cutanée des membres supérieurs et inférieurs.

Faut-il s'en étonner, puisque tous ces auteurs citent des faits à l'appui de leurs opinions? Ou faut-il en conclure que ces faits sont faux et de nulle valeur, parce qu'ils ont été cause des opinions différentes qu'on a émises touchant le siége de l'épilepsie? Nous pensons qu'il faut plutôt s'en prendre à la singularité de la maladie elle-même, ou bien à cette manière inexplicable et si différente d'agir des mêmes causes, suivant la disposition physique et morale des individus, et peut-être suivant quelques circonstances de lieu, de température, etc. Il faut bien voir les choses telles qu'elles se présentent dans la nature; et, quand des faits refusent de se plier à une théorie exclusive, on ne doit point en conclure qu'ils sont inexacts ou mal observés.

Pour nous, nous croyons que le siége de l'épilepsie n'est pas plus exclusivement dans le cerveau, que celui de l'hystérie dans la matrice.

Nous pensons qu'il est plus sage et plus conforme à l'observation de tous les siècles de reconnaître que l'épilepsie n'a point un siége déterminé, fixe et invariable, qu'elle ne constitue point une maladie essentielle. Si l'on ne peut manquer de reconnaître dans les symptômes qui caractérisent l'épilepsie un trouble et une suspension des fonctions cérébrales, on ne peut non plus contester que les mêmes symptômes puissent être occasionés sympathiquement par la présence des vers dans le canal digestif, par des graviers dans les reins, par un calcul dans la vessie, par l'état de grossesse, par le retard ou la suspension des règles, par la masturbation, et qu'ils ne soient par conséquent le résultat d'une irritation placée dans l'estomac, les intestins, le foie, les reins, la vessie, les organes de la génération ; de la même manière que l'ingestion trop abondante d'une boisson

alcoholique peut produire, suivant les individus, un état d'agitation, de stupeur ou de
somnolence, une espèce de délire gai ou
triste, tranquille ou furieux, qu'on appelle
ivresse; de même que toute espèce de phénomènes fébriles, ataxiques, adynamiques,
comateux, convulsifs, etc., peuvent être
symptomatiques d'une phlegmasie parvenue à
son plus haut degré, quelque soit d'ailleurs
son siége dans les viscères abdominaux, thoraciques et cérébraux.

On ne peut douter que les phénomènes épileptiques, comme ceux qui constituent le délire, la syncope, les convulsions, etc., puissent être développés sympathiquement par
une lésion, une irritation locale externe et
résultant d'une cicatrice imparfaite, de la
section incomplète des nerfs ou de leur agacement, de leur compression, comme dans
certaines plaies par instrumens piquans, par
morsure, par déchirure ; comme dans le panaris, dans l'odontalgie, dans certaines inflammations ou éruptions cutanées.

Nous rapportons quelques observations
dans lesquelles on ne peut manquer de reconnaître la cause et le siége de la lésion locale
qui développe l'épilepsie : on voit dans l'ob-

sei vation n°. 9 des accès d'épilepsie occasionés par la masturbation, et qui cessèrent du
moment que le malade eut renoncé à sa funeste habitude. L'établissement d'un cautère
sur la plaie d'où partait *l'aura epileptica*,
arrêta le développement des phénomènes
épileptiques sous le n°. 5. Le retour périodique d'une irritation dans les organes de la
génération paraît décider les accès épileptiques dans l'observation sous le n°. 8, et
l'observation du n°. 4 prouve évidemment
que l'irritation occasionée par la présence des
vers et qu'une inflammation de la muqueuse
intestinale peut susciter des phénomènes sympathiques tout-à-fait semblables à ceux de l'é-
pilepsie.

Tissot (*Traité de l'épilepsie*, pag. 132)
rapporte qu'il a vu une jeune personne chez
laquelle des accès d'épilepsie survenaient
toutes les fois que ses règles étaient en retard
ou se trouvaient suspendues par une cause
quelconque. Le même auteur cite plusieurs
exemples d'épilepsie occasionée par des lésions
locales externes, et guérie par un traitement
local; il cite entre autres l'exemple d'une épilepsie produite par la luxation du gros orteil,
une autre occasionée par l'irritation du nerf

tibial postérieur, entretenue par un petit corps dur qu'il a suffi d'extraire pour guérir le malade.

Pouteau (dans ses *Mélanges de chirurgie,* p. 85) rapporte qu'un individu avait une plaie du crâne produite par un coup reçu au sommet de la tête ; la cicatrice ne fut pas plutôt établie qu'il survint un accès d'épilepsie ; on la rouvrit par le moyen de la pierre à cautère : les accès ne reparurent point tant que la plaie resta ouverte ; ils se renouvelèrent aussitôt qu'on la laissa fermer ; seconde application du caustique, et nouvelle guérison.

Sylvius a vu l'épilepsie survenir chez des enfans qui avaient trop mangé de poireaux.

Dumas rapporte un exemple d'épilepsie déterminée à volonté par l'usage du punch.

M. Louyer-Villermay nous offre (p. 118 de ses *Recherches sur l'hypocondrie, l'hystérie,* etc.) l'exemple d'une fille de douze ans qui était attaquée d'épilepsie, et qui fut guérie par l'application d'un vésicatoire sur l'endroit d'où partait l'*aura epileptica.*

M. Maisonneuve (*Recherches et observations sur l'épilepsie*) rapporte des exemples d'épilepsie occasionée par la suspension, le retard des règles, ou par la difficulté qu'elles avaient à s'établir, occasionée par l'usage de l'eau-de-vie, etc.

Toutes ces observations prouvent qu'une lésion locale, dont la cause est connue et dont la nature est facile à établir, donne lieu aux symptômes de l'épilepsie. Dans tous les cas, on voit qu'il suffit d'éloigner la cause occasionelle, qu'il suffit de détruire ou de modifier la lésion locale, pour que le trouble ou la suspension des fonctions cérébrales ne reparaisse point, pour que l'épilepsie soit à jamais dissipée.

Eh bien! le groupe de symptômes appelé épilepsie, aurait été regardé comme une maladie essentielle et indépendante des organes, si l'on n'eût pas découvert la cause dont il était l'effet; si l'on n'eût pas reconnu la lésion locale d'où partaient des influences sympathiques vers le cerveau!

Or, il est évident que, dans tous les exemples rapportés, il n'y a point d'affection spéciale, *sui generis,* mais seulement des phénomènes particuliers, appelés épileptiques, et auxquels on aurait pu donner tout autre nom. Il est évident que ces phénomènes sont occasionés par une lésion organique, dont le siége existe ailleurs que dans le cerveau, par

une irritation locale qui influence sympathiquement ce dernier organe , qui trouble et
suspend ses fonctions, de telle sorte qu'il en
résulte cet ensemble de phénomènes qu'on
est convenu d'appeler épilepsie.

Supposons maintenant qu'on ignore le siége
de la lésion locale dont il s'agit, ne devra-t-
on pas présumer qu'elle existe? et lorsque
rien ne prouve que les fonctions cérébrales
sont troublées sympathiquement, on est assez
fondé à croire que c'est dans le cerveau lui-
même qu'existe cette lésion, et que c'est là
qu'il faut l'attaquer. Dans ce dernier cas,
nous ne voyons point encore d'épilepsie essentielle ; ce cas, qui doit être assez fréquent,
n'établit point, selon nous, l'existence d'une
épilepsie idiopathique ou cérébrale ; nous ne
voyons là que des symptômes épileptiques,
dépendant d'une lésion locale, mais d'une lésion qui, nous le répétons, ne mérite pas l'é-
pithète d'idiopathique, parce qu'elle n'a pas
de forme particulière et identique, parce
qu'elle n'a pas un siége limité et reconnu dans
tel ou tel point du cerveau ou de ses membranes, et à l'aspect desquels on puisse dire :
Voilà les traces d'une épilepsie; parce que
cette lésion peut se présenter plusieurs fois

chez des individus différens, et chez le même individu , sans développer de nouveau les phénomènes dont il s'agit. Donc, il n'y a pas d'épilepsie essentielle , dans le sens qu'on attache généralement à ce mot , mais seulement des phénomènes épileptiques ou convulsifs dont le nombre, l'intensité, la durée, varie à l'infini suivant l'action des causes et suivant les idiosyncrasies.

Étant admise la conclusion dont il s'agit ; et tout accès d'épilepsie étant symptomatique d'une lésion dont le siége est souvent dans le cerveau, quelquefois dans d'autres viscères dont on néglige trop peut-être l'examen après la mort, et d'autres fois à l'extérieur du corps où l'on ne peut la révoquer en doute ; lorsque les symptômes épileptiques se manifesteront chez un individu quelconque, il faut, pour porter un bon diagnostic , se hâter de rechercher la lésion locale par tous les moyens que nous avons indiqués; il faut examiner avec soin toutes les sensations qu'éprouvent le malade avant et après chaque accès; et si l'on n'aperçoit à l'extérieur ou à l'intérieur du corps aucun organe d'où semble partir l'*aura epileptica*, ou mieux, l'influence qui, portée au cerveau, trouble et suspend les fonctions in-

tellectuelles, il n'y a pas de doute que c'est
dans quelque point de la masse encéphalique
qu'existe la lésion locale. C'est donc vers ce
point, et dans le but d'arrêter ou de détour-
ner l'irritation, que doivent être dirigés tous
les moyens curatifs. Il est bien important d'ac-
quérir cette conviction ; parce que c'est sur
elle qu'est en quelque sorte fondé le pronostic bon ou mauvais que l'on peut porter
sur cette maladie. Lorsque les phénomènes
qui constituent l'épilepsie dépendent d'une lésion cérébrale, suite d'une chute, d'un coup
à la tête, d'une affection morale vive, comme
la frayeur, tous les auteurs s'accordent à porter un pronostic fâcheux, et à ne voir que
peu de chances de succès dans les moyens
qu'on peut lui opposer ; il n'en est pas de
même quand la lésion n'existe pas primitivement dans le cerveau : les faits et l'expérience prouvent que ce pronostic n'est point
mauvais, lorsque les symptômes épileptiques
dépendent d'une lésion placée soit à l'extérieur, soit à l'intérieur, dans quelques points
où l'on peut facilement l'atteindre. Mais il
faut observer que le danger du pronostic dépend toujours beaucoup de la durée ou de la
répétition plus ou moins nombreuse des ac-

cès épileptiques, parce que cette répétition de
trouble et de suspension des fonctions intellectuelles finit constamment par modifier
d'une manière vicieuse les organes encéphaliques, ou bien elle imprime à leurs fonctions
une disposition si grande à être troublées par
la moindre cause , que les accès épileptiques
deviennent toujours opiniâtres et se transfor-
ment, par leur durée, en accès de manie, de
démence (1), qui résistent à tous nos moyens
curatifs; il ne suffit plus alors, pour la guérison des malades, de modifier ou de détruire la
lésion locale externe, gastro-intestinale ou
autre, qui en fut la cause primitive. Il importe donc beaucoup de rechercher et d'attaquer promptement cette lésion. C'est ainsi
que l'emploi des fomentations émollientes ,
des lavemens, et surtout des sangsues, arrêta
les convulsions épileptiformes de la petite
malade sous le n°. 2. Celle du n°. 4 aurait sans
doute échappé à sa mortelle rechute, si l'on
était revenu à propos aux anti-vermineux, aux
anti-phlogistiques, et si l'on avait insisté sur

---

(1) Il résulte des relevés de la Salpétrière , que la moitié
des épilepsies anciennes, quelles qu'en soient les causes ,
se changent en démences incurables.

ces moyens. L'éloignement des causes occasionelles, le traitement local employé à temps
chez les malades sous les n°. 5 et 9, et chez
ceux observés par Tissot, Dumas, M. Louyer-
Villermay, etc., ont obtenu la guérison la plus
complète de l'épilepsie.

De l'Hydrophobie.

Si l'on réfléchit maintenant que le traitement local, promptement et méthodiquement
employé, est encore le seul moyen de guérir
ou plutôt de prévenir le développement de
l'hydrophobie après la morsure d'un animal
enragé ; si l'on réfléchit que tous les moyens
généraux, que tous les remèdes spécifiques
dirigés contre la rage déclarée et regardée
comme une maladie générale ou essentielle,
ont été jusqu'à ce jour sans succès, parce que
les symptômes nerveux et hydrophobiques
n'arrivent point à un très-haut degré sans que
la lésion locale qui les occasione n'ait déjà
développé sympathiquement des désordres et
même des altérations dans les principaux organes de l'économie , ne sera-t-on pas porté
à faire quelques rapprochemens entre l'hydrophobie et les affections dont nous venons

de parler ? et, si l'on veut bien examiner les
causes, analyser les symptômes de la rage,
ne sera-t-on pas conduit, par toutes les raisons exposées précédemment, à penser que
cette maladie ne constitue pas plus que l'hystérie et l'épilepsie, une maladie essentielle et
existant par elle-même ?

Déjà l'on ne peut contester l'analogie ou
la ressemblance que ces maladies ont entre
elles sous le rapport des phénomènes qui les
constituent. On sait que les symptômes pathognomoniques de l'hydrophobie, l'horreur de
l'eau et l'envie de mordre, peuvent se rencontrer parmi ceux qui caractérisent l'hystérie et l'épilepsie. Lieutaud assure avoir observé plusieurs fois l'envie de mordre et
l'horreur de l'eau chez des femmes hystériques.

« Ce dernier phénomène, dit M. Louyer-
» Villermay (1), a été, dans quelques circons-
» tances, un sujet de méprise, et a fait
» prendre pour une hydrophobie une véri-
» table affection hystérique. Le contraire est
» également arrivé, et un médecin d'un très-
» grand mérite a regardé comme atteinte

____

(1) Page 90 de l'ouvrage cité.

» d'un accès d'hystérie une femme en proie
» à une hydrophobie déterminée par l'usage
» imprudent de l'*asarum*, que lui avait con-
» seillé un herboriste. »

Hoffmann a observé des exemples d'hystérie dans lesquels les malades, en recouvrant la connaissance , conservaient au pharinx une constriction telle que l'ingestion des liquides était difficile et redoutée par les malades.

Il est si vrai, d'après certains auteurs, que les symptômes de l'hystérie et de l'hydrophobie peuvent se compliquer réciproquement , qu'ils ont établi une espèce d'*hydrophobie hystérique* et une variété d'*hystérie hydrophobique*.

Les faits prouvent que l'hydrophobie peut être symptomatique de certaines affections rhumatismales et inflammatoires, ayant principalement leur siége au cou, à la gorge, le long de l'œsophage, au cardia. On rapporte des observations d'angine dont les symptômes simulaient parfaitement ceux de la rage.

M. Portal rapporte (1) un exemple d'hy-

---

(1) *Cours d'anat. méd.*, tome V, page 300.

drophobie qui paraissait déterminée par une inflammation du foie.

On trouve (tome XIV du *Journal de médecine , chirurgie , etc.*, an 1761) l'exemple d'un militaire qui eut une céphalée très-intense pendant plusieurs mois ; au mal de tête s'ajoutèrent alors des symptômes d'épilepsie qui revenaient par accès plus ou moins rapprochés, et dont les derniers étaient encore accompagnés de délire et de symptômes d'hydrophobie si marqués que le malade ne pouvait plus boire aucun liquide ; la difficulté qu'il éprouvait à avaler quelques potages se manifestait par des tremblemens et une anxiété remarquable. Dans le cahier de mars 1826 du *Journal universel des sciences médicales*, on voit une observation de gastro-pneumo-céphalite qui présente les symptômes caractéristiques de la rage, et l'exemple d'une femme qui , dans le travail de l'enfantement, offrit ces mêmes symptômes.

Il y a des nuances de gastro-entérite, de fièvre jaune, dans lesquelles les malades présentent l'envie de mordre et l'horreur des liquides.

Dans le groupe de symptômes de quelques fièvres nerveuses, ataxiques et malignes es-

sentielles des auteurs, on trouve les principaux phénomènes de l'hydrophobie, et l'on
ne dit pas qu'il y ait là deux maladies *essentielles,* savoir : la fièvre maligne et l'hydrophobie.

Chacun sait que l'on a voulu établir une
variété de fièvre essentielle intermittente sous
le nom de *pernicieuse hydrophobique !* Nous
avons fait voir dans l'*Essai sur les irritations
intermittentes,* ce que c'était que cette nouvelle entité pathologique.

On a dit que l'hydrophobie constituait bien
certainement une maladie essentielle, *sui generis,* et existant par elle-même, puisqu'elle
pouvait survenir spontanément, sans morsure et sans aucune lésion locale : mais si l'on
examine le petit nombre de faits sur lesquels
on veut appuyer l'existence d'une hydrophobie essentielle, on verra que dans ces observations le symptôme de l'horreur de l'eau
est accompagné et suivi de beaucoup d'autres
pour le moins aussi saillans. Pourquoi donc
choisirait-on ce dernier de préférence pour
lui faire les honneurs de l'essentialité ? Si,
dans les cas dont il s'agit, on n'a pas su découvrir la lésion locale, primitive et essentielle, fallait-il en conclure qu'elle n'existât

pas? On sait que l'effet de certains poisons qui développent chez beaucoup de personnes des coliques violentes, un choléra-morbus, une gastro-entérite très-intense, parfois des symptômes de stupeur, de paralysie, peut produire chez d'autres les phénomènes les plus saillans de l'hydrophobie; on a vu le datura-stramonium, certaines huiles rances, l'asarum, etc., occasioner ces derniers phénomènes.

Une affection morale très-vive, et qui va retentir à la fois au centre épigastrique et au cerveau, comme la terreur, la colère, etc., chez l'un, développera un sentiment de poids, de chaleur au creux de l'estomac, avec dégoût, envie de vomir, digestion lente, pénible, céphalalgie, lassitude, malaise général, fréquence du pouls, en un mot, une nuance d'embarras gastrique ou de fièvre bilieuse; chez un autre, la même affection morale produira une gastro-hépatite chronique, avec tous les symptômes de l'hypocondrie, tandis que chez un troisième il en résultera des symptômes d'hydrophobie. Eh bien! parce que, chez ce dernier, la même cause aura produit, avec plusieurs autres symptômes, ceux qui caractérisent l'hydrophobie, faudra-t-il

isoler ces derniers symptômes, les faire ressortir, pour en constituer une hydrophobie
spontanée ou essentielle ? Nous ne le pensons
pas. Il serait d'autant moins raisonnable d'en
agir ainsi, que cet effet est accidentel, et non
point l'effet ordinaire de la cause dont il s'a-
git. Une maladie mérite d'autant moins le
nom d'essentielle, qu'elle est plus rarement
produite par le même genre de causes, qu'elle
se manifeste par des symptômes plus variés
ou moins constans, qu'on s'accorde peu ou
point sur sa nature, son siége et le traitement qui lui convient. Or, telle est certainement la maladie appelée rage ou hydrophobie ; puisque, comme nous l'avons vu, un
grand nombre d'autres maladies inflammatoires et nerveuses peuvent présenter les phénomènes qui la caractérisent ; puisque des
plaies sans morsure, puisque la suppression
d'évacuations habituelles et une infinité de
causes différentes peuvent les occasioner ;
puisque ce n'est pas seulement la morsure
d'un animal enragé qui peut produire la rage,
mais encore celle d'un animal non enragé,
d'un homme furieux : Fabrice de Hilden,
Pouteau, Lecat, Malpighi et M. Portal en
rapportent des exemples.

D'ailleurs est-il constant que l'hydrophobie
soit le résultat de toute plaie faite par un animal qui passe pour enragé? Si l'on établissait
une proportion entre les personnes mordues
qui contractent la rage et celles qui, dans le
même cas et sans traitement, ne la contractent pas, le nombre de ces derniers ne serait
peut-être pas inférieur à celui des premiers.
Pendant les mois d'août, de septembre et
d'octobre 1821, un grand nombre de personnes de tout âge, de tout sexe, furent mordues par des chiens enragés dans plusieurs
communes de la province de Haute-Savoie;
nous avons soigné plusieurs de ces personnes;
nous avons cautérisé des plaies six et huit
jours après la morsure, et aucune des personnes cautérisées n'a contracté la rage. Une
seule, parmi celles qui ne le furent pas, pré-
senta des symptômes d'hydrophobie, et succomba le huitième jour de leur invasion (1).
A l'horreur de l'eau s'adjoignaient des symptômes convulsifs et délirans, tels que le

---

(1) Ce malade, dans l'intervalle de trente jours environ
qui s'écoulèrent depuis le moment de la morsure jusqu'à
l'invasion de sa maladie, s'était livré plusieurs fois à l'usage
immodéré des boissons alcoholiques.

malade sortit plusieurs fois de son lit et descendit en chemise dans la rue, sans chercher à faire du mal à personne. Il était défiant et accusait ses meilleurs amis de vouloir l'empoisonner, mais il ne chercha jamais à mordre ceux qui l'assistèrent jusqu'au dernier moment, bien qu'il lui soit survenu parfois des mouvemens convulsifs des mâchoires et quelques envies de mordre. Dans le même temps nous avons appris, par des renseignemens positifs, que d'autres personnes qui se trouvaient dans le même cas que les précédentes, ne s'étaient point fait soigner, et qu'elles n'avaient jamais présenté aucun indice de rage.

Les auteurs en général ne s'accordent point touchant la nature de la maladie dont il s'agit : les uns la placent au rang des fièvres nerveuses ou malignes, parvenues à leur dernier degré ; tels sont Reich, Bery, Rush et Chaussier ; les autres, tels que Sauvages, Sagar, la placent dans la classe des vésanies. Macbride, Cullen dans les spasmes ; Pinel dans les névroses ; Linnée dans les maladies mentales ; Morgagni, Marcet, Andry, M. Portal, la regardent comme une maladie nerveuse, convulsive ; Boerhaave et beaucoup d'autres soutiennent qu'elle est de nature inflammatoire,

La plupart des auteurs pensent que l'hydro-phobie est due à un virus particulier; mais ils sont divisés d'opinion sur la manière d'agir de ce virus; les uns veulent qu'il soit absorbé par la plaie et porté dans le torrent de la circulation, d'où il influence tout le système nerveux; les autres, tels que Pouteau, Le-roux, Boudot, Perceval, Bouteille, Enaux et Chaussier nient l'absorption de ce virus, et soutiennent qu'il agit par la seule impression locale sur les parties avec lesquelles il est mis en contact. En admettant cette dernière opi-nion, qui paraît la plus rationnelle, est-il né-cessaire d'avoir recours à l'existence d'un virus particulier pour se rendre compte des phénomènes de la rage? puisqu'il est prouvé par des faits certains, que d'autres lésions locales, que la morsure d'animaux non enra-gés, peuvent développer les phénomènes dont il s'agit; puisque l'on a plusieurs fois essayé vainement d'inoculer le *virus rabique ;* puis-qu'il suffit de modifier la lésion locale, ou de cautériser le lieu de la morsure, même plusieurs jours après l'accident, pour empê-cher les effets de ce prétendu virus ou le dé-veloppement consécutif des phénomènes nerveux et inflammatoires qui font périr les malades. Mais, objecte-t-on, comment expliquer sans virus la période d'incubation plus ou moins considérable qui sépare l'instant de la blessure, et l'époque où se développent les symptômes de l'hydrophobie? nous répondrons qu'il n'est pas donné à l'effet de toute cause de suivre immédiatement son action. On a vu des coups, des chutes sur la tête ne produire que long-temps après le trouble des fonctions cérébrales et la paralysie. Il y a des piqûres profondes au bout des doigts, qui ne semblent révéler leur effet funeste que vingt-cinq ou trente jours après qu'elles ont été produites; alors, à quelques douleurs sourdes et vagues succèdent tous les signes qui indiquent l'existence d'un panaris, et parfois des symptômes généraux de fièvre, d'agitation, d'insomnie, de délire, etc. D'ailleurs, quand on ne pourrait point se rendre raison de la période d'incubation qui a rapport au développement de la rage, il nous semble qu'il vaudrait mieux avouer son ignorance à cet égard, que de faire de nouvelles suppositions dont on ne peut pas davantage se rendre raison; telle est celle qui fait sécréter aux glandes salivaires ou à la muqueuse qui tapisse le larynx, les bronches, etc., un prétendu virus rabique qu'on ne peut inoculer, qui échappe à tous nos sens et à tous nos moyens d'analyse. N'est-il pas plus simple et plus rationnel de considérer les phénomènes hydrophobiques comme l'effet d'une irritation locale fixée sur le lieu de la morsure, et réagissant d'une manière très-prononcée sur tout le système nerveux?

L'influence de l'irritation locale sur le cerveau dont les vaisseaux sont toujours gorgés de sang après la mort, nous explique l'inquiétude, la tristesse, la recherche de la solitude, la défiance, l'agitation, les rêves sinistres des malades, puis ces accès plus ou moins fréquens de terreur profonde, de spasme, de délire, de tressaillement au moindre bruit, à l'aspect de l'eau, des corps brillans. L'influence spéciale de la plaie sur les nerfs pneumo-gastrique et grand-sympathique, nous fait concevoir le sentiment de constriction, de douleur et de chaleur qui, de la gorge et du larynx, se propagent au loin dans les voies aériennes et digestives où l'on rencontre presque toujours après la mort des traces d'inflammation; on conçoit d'ailleurs que l'agitation convulsive de la membrane musculaire, et que le gonflement inflammatoire de la membrane muqueuse des conduits de la respiration , fassent périr plus ou moins promptement les malades par une véritable asphyxie, et non par l'action supposée d'un virus délétère. Si ce virus existait dans la plaie faite par un animal enragé, comment quelques parcelles de ce fluide si subtil ne pénétreraient-elles pas dans l'économie pendant plusieurs heures et même plusieurs jours qui s'écoulent parfois jusqu'au moment de la cautérisation, et ne développeraient-elles point plus tard les phénomènes de la rage ? Cependant il est certain qu'un traitement local employé de suite ou quelques jours après la morsure , prévient le développement de ces phénomènes. On cite des cas de cautérisation vingt, vingt-cinq et trente jours après la morsure, et dans lesquels ce moyen seul a été suivi d'un succès parfait ; il y a même des faits qui prouvent que l'excision ou la cautérisation de la plaie a guéri des malades chez qui les symptômes d'hydrophobie étaient déjà déclarés (1).

____

(1) On en trouve dans la *Collection des mémoires de médecine de Saint-Pétersbourg ; dans les Annonces générales de*

Ce qu'il y a donc de plus positif, ce qu'il y a de vraiment essentiel dans la maladie qui nous occupe, c'est la plaie résultant de la morsure d'un animal furieux ou enragé; c'est une lésion matérielle, visible, et qui, par l'intensité de l'irritation locale, agite sympathiquement tous les nerfs cervicaux et ganglionnaires, détermine consécutivement des altérations qui amènent le trouble des principales fonctions de l'économie et la mort; si cet accident n'est pas de suite et immédiatement le résultat de la morsure ou de l'irritation locale dont il s'agit, peut-on douter que son influence consécutive n'occasione sympathiquement le trouble des fonctions qui entretiennent la vie, puisqu'on empêche ce trouble, puisqu'on prévient les symptômes de la rage . et puisque tout se réduit à une simple cicatrice, si l'on cautérise à temps et convenablement le lieu de la morsure?

De tout ce que nous venons de dire, nous croyons pouvoir conclure qu'il n'y a pas de rage essentielle, qu'il n'y a pas de maladie

_____

l'Allemagne, pour 1820; dans la *Monographie sur la rage*, de M. de Saint-Martin, etc.

particulière et existant par elle-même qu'on puisse appeler *rage*, *hydrophobie*, mais qu'il y a seulement des symptômes hydrophobiques, ou des phénomènes généraux, plus ou moins remarquables, occasionés sympathiquement par la morsure d'un animal enragé et quelquefois par une lésion ayant primitivement son siége à l'intérieur, dans le cerveau, les organes de la génération, dans la gorge, le larynx, les bronches, ou dans la muqueuse qui tapisse les voies aériennes et digestives. Lors donc que le développement des symptômes hydrophobiques n'a pas été précédé de la morsure d'un animal enragé ou de toute autre lésion externe et primitive, il faut chercher cette lésion dans quelqu'un des viscères dont nous venons de parler, lesquels sont presque toujours affectés sympathiquement dans le premier cas. D'après ce que nous venons de dire, le traitement devra donc varier suivant l'organe affecté primitivement et suivant la nature de cette affection. Si, par exemple, les symptômes hydrophobiques étaient dus à une irritation fixée dans les organes de la génération, comme lorsqu'ils accompagnent les symptômes de l'hystérie, lorsqu'ils sont dus au retard ou à la suppression des menstrues, il faudrait apaiser l'irritation de la matrice et rappeler l'écoulement menstruel par tous les moyens convenables. Si les symptômes hydrophobiques dépendaient d'une irritation de la muqueuse intestinale occasionée par la présence des vers, il faudrait promptement expulser ces vers; s'ils étaient dus à une véritable angine, on aurait recours aux antiphlogistiques locaux et généraux ; ainsi de suite pour toute espèce de lésion locale interne que l'on combattrait par tous les moyens les plus convenables et les plus appropriés au siége, à la nature de l'affection primitive.

Si de l'hydrophobie nous passions à la maladie connue sous le nom de tétanos, ne trouverions-nous pas entre elles la plus grande analogie? analogie telle qu'un praticien distingué, M. Girard de Lyon, regarde l'hydrophobie comme une variété du tétanos, sous le nom de *tétanos rabien*.

Pour nous, nous pensons que le tétanos ne constitue pas plus que la rage ou l'hydrophobie une maladie essentielle et existant par elle-même ; nous pensons que toutes les divisions ou distinctions que l'on a faites du tétanos en *essentiel*, en *idiopathique*, en *sympto-*

matique, en *accidentel,* en *traumatique,* etc.,
sont arbitraires et propres à égarer. Il nous
paraît que le groupe de symptômes nerveux
et inflammatoires qui porte le nom de tétanos
est toujours symptomatique d'une lésion locale reconnue, et bien évidente, puisqu'elle
a le plus souvent son siége à l'extérieur du
corps. Il nous paraît que cette lésion est
d'abord tout ce qu'il y a de vraiment essentiel
dans la maladie qui nous occupe, puisqu'un
traitement local promptement employé prévient presque constamment les phénomènes
tétaniques, de même qu'une incision faite à
propos dans le panaris, empêche le développement des phénomènes généraux de fièvre,
d'agitation, d'insomnie, parfois de délire et
de convulsions chez les personnes très-irritables.

Nous avons déjà vu qu'un traitement local
promptement et méthodiquement appliqué,
prévenait le développement des symptômes
hydrophobiques à la suite des morsures faites
par des animaux furieux ou enragés : il nous
serait facile de prouver d'une manière péremptoire cette analogie que nous trouvons
entre l'hydrophobie et le tétanos, par le rapprochement des causes qui produisent ces

deux maladies, par l'examen des principaux phénomènes qui les caractérisent, par la théorie de la mort qui en est presque toujours le résultat, et par l'examen des lésions organiques trouvées le plus souvent chez les personnes qui y succombent.

Nous avons vu que l'hydrophobie ou que les symptômes hydrophobiques étaient toujours occasionés par une lésion locale qui portait des influences funestes sur les principaux viscères de l'économie ; nous avons vu que cette lésion avait quelquefois son siége primitif à l'intérieur, et le plus souvent à l'extérieur du corps sous forme de plaies par morsure, par déchirure ; hé bien ! n'en est-il pas de même du tétanos, et ses causes les plus fréquentes n'agissent-elles pas à l'extérieur du corps, ne sont-elles pas des plaies par piqûre, morsure, écrasement, déchirure ? Quelques-unes de ces causes, telles que les impressions vives et subites de·froid ou de chaud, portent leur action à la surface cutanée qui semble la réfléchir ou la transmettre à l'intérieur dans les membranes muqueuses digestive et pulmonaire.

On connaît la cause du tétanos chez les nouveau-nés. On rapporte des exemples de

personnes prises de tétanos par suite de l'impression du froid qu'elles éprouvèrent, soit
en entrant dans un puits , soit en prenant un
bain froid de rivière pendant qu'elles étaient
dans un état de chaleur.

Les causes de la maladie dont il s'agit,
peuvent agir directement à l'intérieur du
corps, en y produisant une irritation plus ou
moins vive : on a vu l'ingestion trop considérable de boissons alcoholiques et de certains
alimens , développer des accidens tétaniques.
Il y a beaucoup d'exemples de tétanos occasioné par la présence des vers dans le canal
digestif, surtout chez les enfans.

M. Heurteloup a vu le tétanos survenir
chez un soldat par l'irritation très-vive qu'en-
tretenait dans son rectum un amas de noyaux
de cerises.

Nous voyons donc que les causes efficientes
du tétanos sont absolument les mêmes que
celles de l'hydrophobie (en écartant toutefois
le prestige de rage, d'enragé, de virus rabique).

Il y a en outre des causes éloignées ou prédisposantes qui dépendent des différences de
lieu, de température, d'âge, de sexe, de
tempérament, et dont il est quelquefois diffi-

cile d'apprécier l'influence. Ne sait-on pas, par exemple, que la même plaie qui occasione des convulsions chez un enfant et chez un Italien, est à peine sentie par un vieillard et par un Russe ou par un Allemand? Ne sait-on pas que la même imprudence, qu'un excès de table qui, dans le nord ou chez un homme très-robuste et peu sensible, ne produit qu'une indigestion, détermine dans des circonstances opposées une violente gastrite avec des symptômes nerveux, ataxiques, adynamiques, etc.? Mais pourquoi, dans les mêmes circonstances et chez des individus également constitués, la même plaie, la même lésion locale, externe ou interne, produit-elle, chez l'un, des symptômes généraux fébriles et convulsifs, chez un autre, des phénomènes tétaniques; tandis que chez un troisième, on remarque des symptômes d'hydrophobie? Cette différence dans l'effet des mêmes causes tient, comme nous l'avons dit, à certaines dispositions individuelles, qu'il est presque toujours impossible d'indiquer *à priori*.

Il paraît aussi que la morsure de certains animaux donne plus particulièrement lieu à certains genres de phénomènes nerveux : la morsure du cheval, par exemple, développe

souvent des phénomènes tétaniques , tandis
que celle du chien semble occasioner de préférence des phénomènes rabiques ou hydrophobiques.

Un fait très-important à remarquer et auquel on ne donne point peut-être assez d'attention, c'est l'exaltation de sensibilité qui
est toujours plus ou moins grande chez les
blessés, et qui les dispose à éprouver des accidens funestes à la moindre secousse physique ou morale. Aussi telle affection morale,
tel écart de régime, telle impression de froid,
qui, dans une autre circonstance, n'aurait
rien produit de fâcheux, chez un blessé peut
développer le tétanos. Nous avons vu à l'Hô-
tel-Dieu de Paris un homme qui avait une
plaie par écrasement au gros orteil. Rien du
côté de la plaie, dont la suppuration paraissait s'établir, et rien dans la disposition morale du malade, ne faisait redouter des accidens tétaniques, lorsqu'un élève eut l'imprudence de lui dire qu'il ne pourrait guérir sans
qu'on eût recours à l'amputation du doigt ;
cette crainte, fondée ou non, fit sur son moral une impression telle qu'il ne voulut plus
ni boire ni manger; il fut bientôt pris de tétanos, et succomba.

On a vu un embarras gastrique et intestinal ou l'irritation de la muqueuse digestive occasionée par certains alimens, par l'accumulation des matières fécales, par la présence des vers, donner lieu à quelques phénomènes tétaniques chez des blessés. M. le professeur Chaussier ayant vu de semblables phénomènes survenir chez un blessé dont la plaie était simple et en bon état, jugea que l'irritation principale existait dans le canal digestif, où le malade éprouvait de la douleur, et les fit bientôt cesser par un purgatif vermifuge qui amena plusieurs selles abondantes et l'expulsion d'un ver lombric. On trouve dans les auteurs beaucoup d'exemples de tétanos occasioné par l'impression subite et accidentelle du froid auquel furent exposés des blessés. Hippocrate lui-même avait déjà observé que l'impression intempestive du froid chez les blessés pouvait développer soit des frissons fébriles, soit des convulsions, soit le tétanos. '

Ce que nous venons de dire du tétanos, beaucoup de faits l'établissent également à l'égard de l'hydrophobie : et combien de personnes qui avaient été mordues par des chiens, ne sont devenues enragées ou n'ont été prises de phénomènes hydrophobiques, que parce qu'on les a imprudemment effrayées sur leur état, ou bien parce qu'elles se sont livrées à des excès de boissons alcoholiques, pour s'égayer ou chasser un reste d'inquiétude qu'elles conservaient depuis l'époque de leur morsure! On a vu des personnes présenter les phénomènes hydrophobiques plusieurs mois après ce dernier accident, parce qu'elles avaient appris que l'animal qui les avait mordues était enragé; or, dans ces cas, les phénomènes hydrophobiques seraient-ils encore le produit d'un prétendu virus rabique qui aurait sommeillé pendant un aussi long intervalle de temps?.....

Quand on voit les mêmes causes, les mêmes lésions locales, les mêmes accidens, et les mêmes imprudences, développer, suivant les individus, tantôt des symptômes hydrophobiques, tantôt des symptômes tétaniques, n'est-on pas déjà porté à reconnaître entre eux quelque analogie? On ne doutera plus que cette analogie soit très-grande, quand on aura examiné les symptômes et fait un rapprochement entre les principaux phénomènes qui caractérisent et le tétanos et l'hydrophobie; quand on aura examiné de quelle manière ils occasionent la mort, et quel genre de lésions organiques on rencontre après cet accident.

Dans le tétanos comme dans l'hydrophobie, une influence très-grande est portée sur les deux centres nerveux, cérébral et ganglionnaire, ou sur les deux foyers principaux de la sensibilité animale et organique ; centres ou foyers qui réagissent à leur tour spécialement sur les organes où ces deux ordres de nerfs se distribuent en plus grande quantité, tels sont les conduits où se trouvent préparés, élaborés, animalisés et vivifiés les élémens indispensables à la vie, tels sont en particulier les orifices de ces conduits importans, nous voulons parler du larynx et du pharynx, des conduits aériens et digestifs.

On sait que dans les maladies dont il s'agit, la plupart des muscles soumis à la volonté, et plusieurs de ceux de la vie organique, se trouvent isolément, successivement ou simultanément agités de mouvemens convulsifs, ou bien sont pris d'une contraction plus ou moins permanente, d'une roideur particulière ; ce qui s'observe d'abord dans les muscles qui servent à la mastication, à la déglutition, à la formation de la voix, et puis dans

ceux qui président à la respiration elle-même,
d'où résultent l'asphyxie et la mort. Les malades éprouvent de plus, dans le pharynx ,
l'œsophage et l'estomac, un sentiment de chaleur et de sécheresse, une ardeur vive qui les
porte à désirer ardemment des boissons qu'ils
ne peuvent avaler qu'avec difficulté et douleur; de là l'angoisse et les tressaillemens
qu'éprouvent à l'aspect des liquides les personnes affectées d'hydrophobie , et que res-
sentent également celles qui sont attaquées
de tétanos, mais à un moindre degré , parce
que la roideur des muscles masseters offre
chez celles-ci un premier obstacle qui est souvent insurmontable.

Dans le tétanos comme dans la rage , les
malades conservent ordinairement leurs facultés intellectuelles, quoiqu'ils soient obligés
parfois de s'exprimer par signes ; il leur survient aussi, par intervalles, des accès de manie, de fureur, tels qu'ils ne se possèdent
plus, poussent des cris et tiennent des discours incohérens. Dans l'hydrophobie , les
mouvemens convulsifs se rapprochent des
convulsions ordinaires ; tandis que dans le tétanos elles consistent dans un état de roideur
et d'immobilité particulières ; mais il y a, dans

l'une et l'autre maladie , influence sympathique portée dans les mêmes régions organiques, trouble des mêmes fonctions et symptômes analogues, ou qui ne diffèrent que par
des nuances de forme.

Dans l'hydrophobie, comme dans le tétanos, il est facile de se rendre compte de cette
influence portée sur les centres nerveux de la
vie animale et organique, et de cette réaction
nerveuse sur le pharynx, le larynx et les organes dont nous avons parlé, si l'on fait attention qu'une douleur vive occasionée par
une lésion locale quelconque, par un violent
chagrin, en un mot, qu'une secousse physique ou morale très-grande peut porter la
même influence au centre épigastrique et au
cerveau, et développer du côté de la gorge
et du larynx des phénomènes analogues à
ceux des maladies dont il s'agit. Ne sait-on
pas qu'il suffit d'un sentiment de crainte pour
faire bégayer ou empêcher de s'exprimer li-
brement, et que la frayeur rend quelquefois
muet ? Nous avons vu un berger rester plus
de vingt-quatre heures la bouche entr'ouverte
et les masseters contractés, sans pouvoir
proférer un seul mot, après avoir lutté contre
un loup qui portait la dévastation dans son

troupeau. Nous connaissons des personnes qui sont restées bègues, ou dont la parole est restée voilée, par suite d'une grande frayeur.

Personne n'ignore que, pour modérer l'irritation et la chaleur portées dans la gorge, l'œsophage et l'estomac, après une frayeur ou toute autre affection morale très-vive, on ne soit généralement dans l'habitude de faire boire un verre d'eau ou quelque autre boisson, et que l'on éprouve une espèce de difficulté d'avaler jusqu'à ce que le calme soit un peu rétabli. On sait encore que, dans les gastro-entérites très-aiguës, ou dans la plupart des fièvres ataxiques et malignes arrivées à leur dernier degré, il survient parfois une difficulté d'avaler et une espèce de contraction tétanique des muscles du pharynx, telles que les liquides, portés dans la bouche des malades, semblent tomber dans l'estomac comme dans un vase.

Dans l'hydrophobie, c'est, comme nous l'avons dit, l'agitation convulsive des muscles du larynx et la contraction spasmodique de la membrane musculaire des conduits aériens, qui troublent et bientôt empêchent l'introduction de l'air dans les poumons ; dans le tétanos, c'est la roideur particulière des mêmes muscles, et surtout l'immobilité des muscles inspirateurs qui empêchent la respiration d'avoir lieu.

Dans l'un et l'autre cas, la mort survient par asphyxie; et l'autopsie fait découvrir dans le cerveau, dans les organes pulmonaires et gastriques, à peu près les mêmes lésions que l'on rencontre chez ceux qui périssent de cette manière. Si, dans l'hydrophobie, on trouve des traces d'inflammation plus marquées dans le larynx et les bronches, c'est parce qu'une irritation plus considérable a été entretenue dans la muqueuse de ces organes par les mouvemens convulsifs de leurs muscles, par les inspirations et expirations courtes, rapides et forcées, qui en ont été le résultat pendant une agonie plus ou moins prolongée.

Chez les malades qui ont succombé au tétanos, comme chez ceux qui meurent d'hydrophobie, on trouve presque constamment le cerveau engorgé de sang avec ou sans épanchement de ce fluide, puis des injections dans la dure-mère et l'arachnoïde; on trouve les vaisseaux capillaires du poumon remplis de sang; la membrane muqueuse de l'estomac presque toujours phlogosée, et celle des intestins injectée dans une étendue plus ou moins considérable.

D'après tout ce que nous venons de dire, il nous semble que l'on ne peut plus douter des points nombreux de ressemblance, ou de la grande analogie qui existe entre le tétanos et l'hydrophobie. Donc il n'y a point de maladie essentielle qu'on puisse appeler tétanos, mais seulement des symptômes tétaniques développés, suivant les circonstances et suivant les individus, par suite d'une lésion locale qu'il est presque toujours possible d'indiquer, malgré qu'elle varie beaucoup par son siége et sa nature.

Catalepsie.

Si nous passons à la maladie connue sous le nom de catalepsie, combien de points de ressemblance ne trouverons-nous pas entre elle et le tétanos, entre elle et l'épilepsie! Comme dans le tétanos, nous y voyons les muscles de la vie animale qui n'obéissent plus à la volonté, et qui sont pris d'une roideur particulière, moins violente et moins pénible que celle appelée tétanique, d'une roideur qui ralentit à la fois les mouvemens du cœur et des poumons, et qui ne va point jusqu'à les arrêter, comme dans le tétanos, de sorte que les malades peuvent vivre plus ou moins long-temps dans cet état. Dans la catalepsie, comme dans l'épilepsie, les facultés intellectuelles ne s'exercent plus, et les malades ne conservent ni sentiment, ni mouvement volontaires.

Si nous recherchons quelles sont les causes de la catalepsie dans les faits encore peu nombreux que l'on possède touchant cette maladie, nous verrons que ces causes sont à peu près de même nature que dans l'épilepsie, et qu'elles vont porter leur action directe sur les mêmes organes.

Comme dans l'épilepsie et le tétanos, nous trouverons qu'il y a toujours, dans la catalepsie, une irritation locale, une lésion matérielle, qui, par la place qu'elle occupe, enchaîne directement les facultés intellectuelles, ou qui, ayant son siége ailleurs que dans le cerveau, porte des influences sympathiques si prononcées sur cet organe, qu'il en résulte secondairement tous les phénomènes qui constituent la maladie dont il s'agit. On cite des exemples dans lesquels la catalepsie n'était entretenue que par la présence des vers dans

le canal digestif, ou par le retard et la suspension de l'écoulement menstruel.

Apoplexie.

Une autre maladie qui présente beaucoup
de rapports avec l'épilepsie et la catalepsie,
et qui, comme ces dernières, a été placée au
rang des affections comateuses, c'est l'apoplexie.

Dans cette maladie, comme dans celle que
nous venons de citer, il y a suspension plus
ou moins complète de l'action des sens, de
l'entendement et des mouvemens volontaires.
Parmi les causes de l'apoplexie nous en trouvons plusieurs qui lui sont communes avec
l'épilepsie. Les principales sont l'ivresse, la
masturbation, et tous les excès divers, principalement les excès de table; puis la suppression des lochies, des règles, du flux
hémorroïdal, la présence des vers, la répercussion subite d'une affection cutanée, gout-
teuse, rhumatismale, les affections morales
vives, un anévrisme du cœur. Les personnes
sanguines, pléthoriques, et qui font un usage
habituel d'alimens succulens et très-abon-
dans, sont aussi plus exposées que les autres

à cette maladie ; et c'est encore dans les âges où la vie est plus particulièrement concentrée dans les organes digestifs, que l'apoplexie est le plus à craindre, comme dans la vieillesse, dans l'enfance où elle produit l'hydrocéphale aiguë des auteurs et se manifeste sous forme de convulsions. Cet exposé rapide des causes de la maladie qui nous occupe, l'action fréquente de ces causes sur d'autres organes que le cerveau, nous expliquent comment son siége peut exister ailleurs que dans ce dernier organe, comment l'état de l'estomac, par exemple, joue un si grand rôle dans le développement de l'apoplexie.

S'il est vrai, et pour notre part nous n'en saurions douter, que l'on rencontre souvent dans les viscères abdominaux, et surtout dans l'estomac, la cause première, la lésion locale qui donne lieu sympathiquement à l'affection du cerveau et aux symptômes apoplectiques, il est également certain que bien souvent cette lésion existe primitivement dans le cerveau, comme à la suite d'un coup, d'une chute sur la tête, de l'exposition prolongée à l'ardeur du soleil, d'une affection morale vive, etc. Soit que l'action des causes dont il s'agit s'exerce directement sur le cerveau, soit que ces causes agissent primitivement sur un autre organe qui sympathise avec lui, toujours est-il prouvé que la maladie, connue sous le nom d'apoplexie, est symptomatique d'une irritation locale, ou d'une lésion matérielle dont il est possible d'assigner le siége et la nature. N'est-il donc pas évident que la division de l'apoplexie en *séreuse, sanguine* et *nerveuse* ou *essentielle*, est établie gratuitement, et n'est propre qu'à égarer sur son siége et sa nature véritables? Dire, par exemple, qu'une apoplexie est nerveuse ou essentielle, lorsqu'on ne trouve pas quelques traces de congestion sanguine, ou d'inflammation dans le cerveau et ses membranes, n'est-ce pas faire penser que la lésion organique qui développe les phénomènes apoplectiques, a dans tous les cas et uniquement son siége dans le cerveau? N'est-ce pas établir que si l'on n'y trouve aucun point lésé ou altéré, il ne faut pas chercher ailleurs cette lésion, parce qu'elle n'existe pas, et qu'il s'agit d'une *apoplexie essentielle?* Ce qui est contraire au raisonnement et à l'observation.

Dire que l'apoplexie est *séreuse* parce qu'à la suite de cette maladie on trouve parfois de la sérosité épanchée dans l'intérieur du cerveau ou de ses enveloppes, n'est-ce pas comme si l'on disait que la pleurésie n'est pas une affection inflammatoire, parce qu'elle est suivie quelquefois d'un épanchement de sérosité dans la poitrine ? n'est-ce pas comme si l'on disait qu'une arachnitis est une *maladie séreuse,* parce qu'à la suite de cette phlegmasie il n'est pas rare de trouver de la sérosité accumulée dans les ventricules du cerveau ? Si l'on conservait la division de l'apoplexie en sympathique et en idiopathique, ce serait uniquement pour distinguer les cas où la lésion primitive est dans le cerveau, de ceux où elle a son siége dans les viscères abdominaux et thoraciques. Mais il n'en sera pas moins vrai que, dans tous les cas, la maladie connue sous le nom d'apoplexie, est symptomatique d'une lésion locale, qui, suivant les individus, est susceptible de varier par son siége primitif, sa forme et sa nature ; de telle sorte qu'il n'existe, à proprement parler, que des symptômes apoplectiques, comme nous avons vu qu'il n'y avait que des symptômes hystériques, convulsifs, cataleptiques, etc.

Folie.

Quand il s'agit de déterminer le siége de la folie ou d'une maladie qui consiste dans un trouble plus ou moins complet, plus ou moins persistant des fonctions intellectuelles, comment, disent certains auteurs, peut-on en établir le siége ailleurs que dans le cerveau? comment, dans une maladie quelconque, supposer affecté un autre organe que celui dont les fonctions sont principalement troublées durant le cours de cette maladie?

A de telles objections on répond par des faits : et c'est sans doute le meilleur moyen de les réfuter; c'est la meilleure raison, ou l'explication la plus satisfaisante que l'on puisse donner, quand il s'agit d'un point litigieux, dans une science tout entière de fait et d'observation. Eh bien! les faits se pressent, les observations se présentent en grand nombre pour prouver que l'aspect des symptômes ne suffit point ordinairement pour déterminer le siége des maladies les mieux connues. N'est-il pas prouvé, au contraire, que les phénomènes, même les plus saillans, dans les différens groupes de symptômes qui constituent la plupart des affections dites cérébrales et nerveuses, ne prouvent rien relativement à la nature et au siége de cette maladie?

Interrogez tel malade affecté d'un embarras gastrique. d'une fièvre bilieuse à son début, ou d'une légère gastrite : il ne se plaindra le plus souvent que d'un mal de tête plus ou moins violent, ou d'une céphalalgie sus-orbitaire très-intense ; cependant tout son mal est dans l'estomac, et le cerveau n'est affecté que sympathiquement, puisqu'il suffit, suivant les cas, d'un léger vomitif ou d'une diète sévère et de boissons adoucissantes pour guérir le malade.

Voyez, dans la rue, cet homme au regard fixe, aux yeux rouges, à la face rubiconde, dont la figure présente une expression de stupidité remarquable, qui délire, chante ou tient des discours incohérens : eh bien! si cet homme, dont les fonctions intellectuelles sont troublées ou suspendues, et dont les mouvemens sont inhabiles ou involontaires, vous apparaissait pour la première fois, et que jamais vous n'eussiez entendu parler de l'ivresse, bien certainement vous penseriez que cet homme est véritablement fou. Cependant, que cet individu éprouve une impression de froid, qu'il reçoive une averse sur le corps, ou qu'il vomisse spontanément la plus grande quantité des boissons dont il a rempli son estomac, aussitôt il recouvre ses mouvemens, sa raison et le libre exercice de ses facultés intellectuelles. Son estomac, stimulé par des boissons alcoholiques, était seul affecté, et portait des influences sympathiques sur le cerveau. Si l'ivresse n'est qu'un délire passager, on sait que la répétition de cet état peut donner lieu à une folie durable; on a même vu un seul excès de ce genre développer tous les symptômes de la folie. Nous citerons, entre autres exemples, celui d'un grand chasseur qui, dans ses courses, fut pris d'une soif très-ardente; il se rendit dans la première habitation qu'il rencontra, et n'y trouvant point d'eau, il prit une bouteille d'eau-de-vie qui se trouva par hasard sous sa main, la but tout entière, et ne tarda point à être attaqué d'une véritable manie.

Entrez dans un hôpital, parcourez telle ou telle salle de maladies internes, et bientôt se présenteront à vous des malheureux dont les uns, plongés dans un coma profond, ne prennent aucune part à ce qui se passe autour d'eux; quelquefois ils articulent plusieurs

mots sans suite; mais leurs sens sont si obtus
qu'ils n'entendent pas ce qu'on leur dit, et
ne répondent point aux questions qu'on leur
fait. D'autres sont en proie à un délire violent, poussent des cris, font des menaces
sans motif; quelquefois ils s'agitent, se dé-
couvrent, et même se jettent en bas de leur
lit pour sortir de la salle. Plus loin vous en
verrez d'autres plus tranquilles en apparence,
mais qui éprouvent des secousses tétaniques,
des soubresauts de tendons; ils exhalent des
soupirs, font des mouvemens automatiques,
tiennent des discours incohérens, et répondent encore aux questions qu'on leur adresse.
Eh bien! interrogez le praticien qui soigne
ces malades, il vous dira que les uns sont affectés d'une fièvre catarrhale, d'une fièvre
muqueuse, arrivées à leur dernier degré; il
vous apprendra que les autres ont des fièvres
gastriques, bilieuses, adynamiques, malignes,
ou diverses nuances de gastro-entérite très-
intenses; et, sur un grand nombre de malades qui tous présenteront des phénomènes
nerveux, convulsifs, délirans, et un trouble
bien marqué des fonctions intellectuelles, à
peine s'en présentera-t-il un seul qui ait une
arachnitis, un cérébrite ou une céphalite vé-

ritables et primitives ; chez tous les autres, ce seront des inflammations ou des lésions organiques, siégeant ailleurs que dans le cerveau et ses membranes, qui développeront sympathiquement le coma, le délire, la stupeur, les convulsions, etc. D'ailleurs, pourquoi n'en serait-il pas de ces derniers phénomènes comme de celui qui constitue la fièvre, lequel indique bien un trouble de la circulation du sang, sans avoir son siége dans le cœur, ou sans être produit par une lésion de cet organe ? Il est vrai que le délire occasioné par toute inflammation extra-cérébrale très-violente n'est qu'un délire passager ; mais l'irritation sympathique portée au cerveau peut, en se répétant, en se prolongeant, devenir assez intense pour constituer l'affection principale ; cet effet est plus à craindre quand la lésion primitive a son siége dans le canal digestif, parce que les influences sympathiques de cette dernière lésion sur le cerveau sont parfois tellement prononcées qu'elle peut développer consécutivement dans ce viscère des altérations assez considérables pour qu'elles puissent à leur tour, la lésion gastro-intestinale ayant disparu, entretenir la manie, et même conduire à la démence.

Remontez à la source des convulsions, du délire, et parfois de la manie chez les enfans, vous découvrirez que ces phénomènes sont dus le plus souvent, soit à l'agacement ou à la compression des nerfs maxillaires au moment de la dentition, soit à une inflammation de la muqueuse digestive et à l'irritation occasionée par la présence des vers ; tout le mal est bien alors dans le canal digestif, puisqu'il suffit de le combattre par des moyens convenables, et de procurer l'expulsion des vers pour dissiper le délire, les convulsions et la manie, comme dans les observations sous les n°s. 6, 7 et 13. M. Esquirol a plus d'une fois observé des exemples semblables.

Cherchez à découvrir les causes principales de la folie chez les jeunes gens de l'un et de l'autre sexe ; appliquez-vous à déterminer les organes où ces causes ont spécialement porté leur action dans le développement de la maladie qui nous occupe, vous trouverez que ce sont presque constamment les organes de la génération qui sont le siége de l'affection primitive, de la lésion matérielle qui entretient la folie, et vous trouverez en première ligne la masturbation, l'évolution difficile des règles ou le retard et la suppression de cet écoulement. La folie n'a point ici son siége dans le cerveau, puisqu'il suffit de rompre ou de faire cesser des habitudes vicieuses, de déterminer l'évolution, le retour et la régularité des menstrues, pour dissiper à jamais le trouble des fonctions intellectuelles, comme dans l'observation sous le n°. 1er.

Cherchez encore à découvrir les causes de l'aliénation mentale chez beaucoup d'autres personnes, vous apprendrez que, chez les unes, cette maladie est survenue par l'impulsion particulière ou le changement survenu dans la matrice au moment de la conception. On rapporte plusieurs exemples de femmes qui ont été prises de manie chaque fois qu'elles sont devenues grosses. Chez les autres, la manie a été occasionée par une constipation prolongée, par la rétention ou l'accumulation de la liqueur séminale, surtout chez les personnes qui n'y sont point habituées; par la suppression rapide des hémorroïdes, des lochies, des flueurs blanches et d'un flux habituel quelconque. M. Esquirol rapporte un exemple de manie qui était survenue immédiatement après la cicatrice d'un ulcère qu'une jeune personne portait depuis long-temps à la pommette gauche. Cet habile praticien obtint, comme par enchantement, la guérison de cette manie, en établissant un séton à la nuque.

Or, ce ne sont pas des suppositions que nous venons de faire, et si nous ne rapportons qu'un petit nombre de faits, c'est parce que l'étendue d'un mémoire ne nous permet pas d'accumuler ici les observations nombreuses partout consignées dans les annales de la science; observations qui viennent à l'appui de tout ce que nous venons de dire, et qui prouvent que chacune de nos assertions n'est que l'expression de faits nombreux et authentiques.

De ce que nous venons de dire, nous concluons donc que le groupe de phénomènes nerveux, que le trouble général ou partiel des fonctions intellectuelles qui constitue la folie est souvent symptomatique d'une lésion placée ailleurs que dans le cerveau. Nous concluons qu'une aliénation mentale quelconque peut être occasionée par une irritation locale, par une lésion matérielle ayant son siége, soit dans les organes de la génération, soit dans le canal digestif, soit dans quelque autre viscère des cavités abdominale et thoracique; lésion ou irritation qui porte sur le

cerveau des influences telles qu'il en résulte
tous les divers troubles des fonctions intellectuelles, qui servent à établir les différentes
espèces de folie admises par les auteurs.

Les faits qui nous portent à tirer cette conclusion ont conduit des praticiens distingués
à émettre des opinions plus exclusives touchant le siége de la folie. Les uns, tels que
Tissot, Cabanis, le placent presque exclusivement dans les organes de la génération.
D'autres ont soutenu que le siége de la maladie dont il s'agit était le plus souvent dans les
organes digestifs, parce qu'ils la guérissaient
en portant leurs remèdes dans ces organes,
soit en expulsant des vers, des matières fécales
accumulées, soit en éteignant des inflammations diverses de la muqueuse gastro-intestinale.

Nous ne partageons point ces dernières
opinions, et nous pensons que la folie n'a pas
plus un siége exclusif ou habituel dans les
organes génitaux et digestifs, que l'hystérie
n'a le sien constamment dans la matrice.

Nous pensons que la folie n'a pas plus exclusivement son siége dans le cerveau que
l'épilepsie, la catalepsie et l'apoplexie. Nous
sommes persuadé que toute aliénation men-

tale dépend d'une irritation, d'une inflammation ou d'une lésion quelconque , ayant son
siége, très-souvent dans le cerveau et ses
membranes, souvent dans les organes génitaux et digestifs , quelquefois dans d'autres
viscères, et même à l'extérieur du corps, vu
les fréquentes relations sympathiques de la
peau avec le cerveau.

Nous pensons que la folie ne constitue jamais une maladie *essentielle* , existant par
elle-même ou sans aucune lésion organique ;
et, quelle que soit la nuance de l'aliénation
mentale , sous quelque forme que se présente
le dérangement des fonctions intellectuelles ,
quelque nom qu'il ait reçu , comme celui de
manie , d'hypocondrie, de monomanie, de
mélancolie, d'érotomanie, etc., nous pensons
que la folie est constamment symptomatique
d'une irritation locale , d'une lésion organique
dont il est possible d'assigner le siége et la
nature.

Il sera évident, selon nous , que la folie
n'est qu'un symptôme ; il sera évident qu'aucun des groupes nombreux de phénomènes
présentans un trouble plus ou moins complet,
plus ou moins remarquable des fonctions cérébrales, ne constitue , par lui-même, une

maladie particulière et indépendante des organes , si nous prouvons que toute espèce de
folie est due à une lésion organique ; si nous
prouvons que cette lésion n'a point un siége
fixe et déterminé ; si nous prouvons que cette
lésion est susceptible de varier à l'infini par
sa forme et sa nature ; s'il est vrai que l'on ne
s'accorde point touchant le nombre des espèces ou variétés de la folie ; s'il est vrai que
cette multiplicité d'espèces ou d'entités pathologiques ne sert qu'à embrouiller la théorie
des aliénations mentales , et à rendre moins
méthodique , moins sûr le mode de traitement
qu'on leur oppose.

Or, il nous serait facile de prouver chacune de ces propositions : 1°. *Toute espèce de
folie est due à une lésion organique*, A. parce
que l'expression vague de folie ne nous apprend rien, et ne nous donne pas plus l'idée
d'une maladie spéciale et identique , qu'une
simple accélération du pouls n'établit une
fièvre essentielle, gastrique, muqueuse , etc.,
ou qu'une simple dyspnée ne nous fait connaître une peripneumonie. Le mot folie indique seulement un trouble dans l'exercice
de la pensée, tout comme les mots *fièvre ,
dyspnée* , indiquent un trouble dans la circu-

9

lation , dans la respiration. Il n'y a pas plus de folies essentielles qu'il n'y a de dyspnées , et qu'il n'y a maintenant de fièvres essentielles ; parce qu'on ne peut plus admettre en pathologie des êtres purement abstraits ou imaginaires ; parce que, si l'être qui pense en nous est inaltérable par lui-même , il ne peut agir qu'avec des organes et qu'au moyen des organes ; et quand ceux-ci éprouvent quelques modifications dans leur structure , il en résulte presque toujours un changement sensible dans leur action ou dans l'exercice de leurs fonctions ; de la même manière que , malgré sa force motrice qui existe toujours , le ressort d'une montre n'en fait point mouvoir l'aiguille qui indique les heures , quand un seul rouage vient à se détraquer.

B. Parce que les causes de la folie , comme celles de toute autre maladie , en dernier résultat, portent toujours leur action sur des organes ; elles agissent ou sur le cerveau lui-même , ou sur d'autres organes qui sympathisent avec lui : dans l'un et l'autre cas, leur action est physique ou morale ; quand elle est physique , on conçoit en général très-bien la modification organique qui peut en être la suite ; telle est celle qui résulte dans le cer-

veau d'une chute ou d'un coup sur la tête,
d'une exposition prolongée à l'ardeur du soleil, d'une attaque d'apoplexie, etc. Telle est
celle qui résulte, dans les organes de la génération, du retard ou de la suppression des
règles, des lochies, d'un excès dans les plaisirs vénériens et de la masturbation; telle est
celle qui, dans les organes digestifs, est produite par des excès de table, par l'ivresse
répétée, par l'usage de certaines substances
âcres, irritantes, par la présence des vers.
On conçoit très-bien que l'irritation ou que
l'inflammation, développée dans ces derniers
organes, réagisse sur le cerveau, ou qu'elle
exerce sur cet organe des influences sympathiques qui se manifestent sous la forme d'une
aliénation mentale. Mais, ce que l'on com-
prend moins, ou ce qu'on ne veut pas concevoir, c'est qu'une cause morale puisse porter
des modifications organiques ailleurs que
dans le cerveau. Les causes morales, telles
que les émotions vives de joie, de douleur,
de surprise, les ennuis, les chagrins, les con-
trariétés, n'agissent, dit-on, que sur le moral, et l'on ne peut trouver ailleurs que dans
le cerveau les maladies qui en sont la suite;
c'est une erreur : d'abord, parce que c'est

méconnaître les relations sympathiques très-intimes qui lient le cerveau avec les autres organes, et en particulier avec les organes qui président à la digestion, à la reproduction, à la circulation du sang ; ensuite, parce que c'est méconnaître l'impression immédiate portée au centre épigastrique par toute affection morale très-vive ; c'est méconnaître que les passions les plus fortes, la colère, la jalousie, l'amour, vont retentir à la fois au centre nerveux cérébral et au centre nerveux ganglionnaire ; que le sentiment de l'amour, par exemple, est comme réfléchi du cerveau dans les organes de la génération, d'où était déjà partie la première impulsion au sentiment dont il s'agit. Interrogez la personne qui vient d'éprouver une émotion vive de joie ou de douleur ; dans le premier cas, elle éprouve un sentiment de bien-être, d'épanouissement et de dilatation qu'elle rapporte au creux de l'estomac ou au centre nerveux de la vie organique ; tandis que, dans le second cas, elle se plaint d'un resserrement au centre épigastrique, parfois d'une espèce de suffocation et d'étouffement qui semble partir de l'estomac pour monter dans la poitrine, au cou, à la gorge, etc.

Si l'on apprend une mauvaise nouvelle
avant de se mettre à table, il est impossible
de manger; on éprouve au contraire des dégoûts, des envies de vomir, et même une
aversion sensible pour toute espèce d'alimens.
Ayez une affection morale vive après le repas,
il en résulte le plus souvent une indigestion,
et parfois une fièvre gastrique bilieuse; d'autres fois une affection concomitante du foie
et un ictère.

De tous temps, les médecins les plus célèbres
ont reconnu l'influence très-grande qu'exercent, sur les principaux organes de l'économie, et en particulier sur les organes digestifs,
toutes les affections morales vives, surtout les
ennuis et les chagrins prolongés; nous nous
contenterons de citer les Hippocrate, les
Sydenham, les Hoffmann, les Bordeu, les
Baglivi, les Corvisart, les Bichat, M. Broussais, etc.

Ceux qui placent exclusivement dans le cerveau le siége de la folie, soutiennent que les
mêmes causes morales ne se bornent point à
un seul effet; que de leur action résultent à
la fois et le dérangement des fonctions cérébrales qui constitue la folie, et certaines lésions du canal digestif, et la suppression des

écoulemens menstruel, hémorroïdal, etc.
Mais pourquoi, dans cette supposition, la folie ne se déclare-t-elle pas en même temps et
aussi promptement que ces dernières maladies? pourquoi l'aliénation mentale est-elle
souvent postérieure ou consécutive aux lésions des organes génitaux et digestifs? pourquoi cette aliénation guérit-elle quand l'irritation gastro-intestinale est dissipée, et par le
retour de l'écoulement menstruel, leucorrhéen, hémorroïdal?

Enfin nous disons que dans la folie il y a
toujours quelque lésion organique qui suscite
le trouble des fonctions intellectuelles, parce
que l'autopsie a souvent fait reconnaître cette
lésion, soit dans le cerveau et ses membranes, soit dans les organes de la génération,
dans le canal digestif; et si, dans plusieurs
cas, on n'a point trouvé de lésion organique
sur le cadavre des aliénés, peut-on en conclure qu'il n'existait aucune lésion? N'est-ce
pas plutôt parce qu'on n'a pas su la découvrir,
ou parce qu'on ne s'est pas donné la peine de
la chercher, qu'on ne l'a point trouvée? En
effet, combien de fois ne se contente-t-on pas,
en pareilles circonstances, d'ouvrir le crâne
et d'observer superficiellement le cerveau et

ses membranes! Combien de fois ne néglige-
t-on pas d'observer les viscères abdominaux,
tandis que c'est dans l'estomac, les intestins,
le foie, la rate, la matrice, qu'il faut chercher, et qu'on trouve bien souvent la lésion
locale qui développe sympathiquement le trouble partiel ou général des fonctions intellectuelles!

2°. *La lésion locale qui préside au développement de la folie n'a pas un siége fixe et déterminé*, A., parce que les auteurs, en général,
ne s'accordent point à reconnaître ce siége
dans les mêmes organes. Plus d'une fois nous
avons entendu M. Esquirol, dans ses cours,
émettre l'opinion que le cerveau était presque toujours affecté secondairement dans la
folie, et que *rarement* cette maladie avait son
siége propre dans cet organe; parce que les
médecins qui attribuent le développement de
la folie à quelques altérations organiques de
l'estomac, des intestins, du foie, de la matrice, etc., présentent à l'appui de leur opinion des faits peut-être plus positifs et mieux
démontrés que ceux qui portent à en établir
le siége dans les organes encéphaliques; nous
voulons dire que les altérations ou les lésions
locales sont, dans le premier cas, plus cir-

conscrites à telle ou telle partie, mieux connues dans leur forme, leur nature, et plus
facilement atteintes par tel ou tel médica-
ment. Les médecins qui placent exclusivement dans le cerveau et ses membranes la
cause matérielle de la folie, présentent in-
contestablement beaucoup plus de faits en
leur faveur ; mais, à travers une foule d'observations d'aliénation mentale, qui, toutes à
la vérité, font voir des altérations organiques
dans la cavité encéphalique, comment fixer
son opinion sur le vrai siége de la folie, quand
ces altérations varient à l'infini par leur
forme, leur nature et la place qu'elles occupent dans telle ou telle partie du cerveau et
de ses membranes?

La plupart des médecins, qui placent exclusivement dans le cerveau le siége de la
folie, ou bien se contentent d'indiquer ce
siége d'une manière vague, sans se donner la
peine de rechercher dans quel point du cerveau ou de ses membranes pourrait être ce
siége en particulier pour tel ou tel genre d'a-
liénation mentale ; ou bien s'ils s'occupent
de cette recherche, ils ne s'accordent point
entre eux à cet égard : les uns indiquent des
ramollissemens, les autres des indurations de

la pulpe cérébrale; les uns veulent cette lésion dans la substance grise, externe ou cor-
ticale de la masse encéphalique; les autres,
dans la substance blanche ou interne qu'ils
disent altérée de diverses manières dans la
maladie qui nous occupe, etc., etc.

B. Parce que les altérations nombreuses et
très-variées qu'on rencontre souvent dans le
cerveau et ses membranes à la suite de la folie, loin d'être constantes, ne se présentent
pas deux fois de la même manière et escor-
tées de la même nuance de symptômes cérébraux, de délire, de manie, d'hypocondrie,
de lypémanie, etc., et parce que ces mêmes
altérations sont rencontrées chez des individus qui n'ont jamais présenté des traces d'a-
liénation mentale.

Il en est de même, sans doute, des lésions
organiques placées ailleurs que dans le cerveau, et qui provoquent sympathiquement
les symptômes de la folie; bien souvent ces
lésions existent sans exercer sur le cerveau
une influence telle qu'il en résulte un dérangement quelconque dans les fonctions intellectuelles.

Pourquoi donc telle irritation locale, telle
lésion matérielle du cerveau ou de ses mem-

branes, des organes génitaux, du foie, du canal digestif, qui, chez un individu, développe
des symptômes de céphalite, d'arachnitis, de
métrite, de catarrhe utérin et vaginal, de gastro-hépatite, de gastro-entérite, produira-t-
elle chez un autre des symptômes de convulsions et de délire, des symptômes d'hydrophobie et d'épilepsie ; tandis que, chez un
troisième, un quatrième, des symptômes d'é-
rotomanie, d'hypocondrie, de démence, de
monomanie, en seront le résultat? Pourquoi
la suppression des menstrues, l'excès des plaisirs de l'amour qui, chez une femme, produisent des symptômes d'hystérie, chez une
autre développent-ils la manie, la nymphomanie ? Nous ne répondrons à ces questions que
par l'aveu de notre ignorance ; elles renfer-
ment un problême qu'il ne nous sera peut-
être jamais donné de résoudre, parce que
cette solution tient à des dispositions individuelles, à des secrets d'organisation presque
toujours impénétrables. Mais des faits existent; et, sans en demander la raison, conten-
tons-nous de voir en quoi ils consistent, de
nous en rendre compte de la manière la plus
satisfaisante et qui se concilie le mieux avec la
généralité de ceux qu'on possède : tel est uni-

quement notre but dans la discussion à laquelle nous nous livrons maintenant.

3°. *La lésion dont il s'agit est susceptible de
varier à l'infini par sa forme et sa nature*,
puisque ceux là même qui ne vont la chercher
que dans le cerveau, ne s'accordent point sur
la manière dont elle doit s'y présenter, comme
nous venons de le voir ; puisque , jusqu'à ce
jour, on ne lui a point encore reconnu ni assigné aucun type particulier de forme et de
nature ; puisqu'en ouvrant le corps d'un aliéné
quelconque , sur la maladie duquel on n'a
point obtenu de renseignemens antérieurs, il
est impossible de juger, d'après les altérations
que l'on rencontre, soit dans le cerveau, soit
dans tout autre organe , s'il s'agit d'un individu affecté de manie , d'hypocondrie, ou de
toute autre espèce de folie.

4°. *L'on ne s'accorde point sur le nombre
ou les différentes espèces de folie qui doivent
exister*. En effet , parcourons les auteurs qui
traitent en particulier de la maladie dont il
s'agit : qu'y voyons-nous ? que telle espèce de
folie, que tel genre d'aliénation mentale, qui
est regardé par l'un comme une entité pathologique à part, n'est point admis par l'autre.
Nous y voyons que l'hystérie, la mélancolie,

la nostalgie, par exemple, qui sont admises par plusieurs auteurs comme des maladies *essentielles* et existant par elles-mêmes, sont regardées par d'autres seulement comme des symptômes qui disposent à la folie. Enfin parcourons divers ouvrages consacrés à la même maladie, et formons un cadre des entités ou des espèces différentes que nous y rencontrerons ; ce cadre renfermera des manies, des hypocondries, des panophobies, des monomanies, des mélancolies, des lypémanies, des nymphomanies, des chloroses, ou des hystéromanies, des démonomanies, des nostalgies, des érotomanies, des théomanies, des démences, des idiotismes, etc. Bien loin de contester l'existence d'un seul des différens groupes de symptômes constituant toutes les espèces de folie que nous venons d'énumérer, nous pensons qu'on pourrait en ajouter plusieurs autres encore, parce que la nature est inépuisable dans la variété des formes et des modifications qu'elle peut imprimer aux différens organes et aux diverses fonctions de l'économie, et par suite à l'exercice des facultés intellectuelles.

Il n'y a donc point de raisons pour qu'on n'ajoute pas encore à volonté aux descrip-

tions déjà si nombreuses, aux variétés si multipliées de l'aliénation mentale faites jusqu'à
ce jour. Pour s'en convaincre, que l'on entre
dans quelque vaste établissement consacré à
ce genre de maladies, et qu'en observateur
attentif on prenne une note exacte de toutes
les physionomies, de tous les discours, de
tous les cris, de toutes les attitudes, de tous
les gestes, de tous les mouvemens et de
toutes les habitudes que présentent, chacun
en particulier, plusieurs centaines de fous;
ne sera-t-on pas surpris d'en trouver à peine
deux qui se ressemblent parfaitement, bien
que les symptômes les plus saillans de leur
maladie aient entre eux les plus grands rapports, bien que chez tous il s'agisse principalement d'un trouble des fonctions cérébrales ou d'un dérangement quelconque dans
l'exercice des facultés intellectuelles? Mais,
outre les différences qu'apportent l'âge, le
sexe, le tempérament, ne sait on pas qu'il
suffit d'un léger changement dans la constitution atmosphérique, d'une erreur de régime,
de la présence de certaines personnes, pour
agiter et rendre furieux les fous les plus tranquilles; pour changer en cris, en vociféra-
tions, les discours les plus calmes; pour rendre

incohérente, désordonnée une conversation
qui attestait du bon sens et de la raison? Enfin, des nuances sans nombre ne s'observent-
elles pas dans les symptômes des aliénés, jusqu'à ce qu'ils soient arrivés à ce dernier degré
d'abrutissement et de dégradation morale
(la démence ou l'idiotisme) qui semble tous
les rapprocher ou les confondre dans une
nullité absolue d'affections , de sentimens et
de mouvemens volontaires? Ce dernier fait
bien constaté ne doit-il pas porter le médecin physiologiste à des considérations bien
importantes relativement au diagnostic et au
siége de la folie?

Si l'on fait attention, d'une part, que c'est
à la paralysie, à la démence ou à l'idiotisme
que vont aboutir la plupart des névroses et
toutes les affections mentales, quand elles se
prolongent et conduisent les malades au tom-
beau; s'il est vrai, comme on ne peut en
douter, que ce dernier degré de la folie est
toujours accompagné de lésions organiques
ou déterminé par ces mêmes lésions, plus ou
moins remarquables du cerveau et de ses
membranes; s'il est vrai que la démence et
l'idiotisme soient presque toujours le caractère de la folie aux deux extrémités de la vie,

lorsque les facultés morales sont peu développées ou peu actives, et quand les malades
sont presque exclusivement sous l'empire des
causes physiques ; si l'on fait attention, d'autre part, que, dans la folie, sous quelque
forme qu'elle se présente, quelle qu'en soit la
cause matérielle, ou quel que soit l'organe
lésé d'où partent des influences sympathiques
sur le cerveau, en un mot, quelle que soit la
lésion dont elle est un symptôme ; si l'on fait
attention, dis-je, qu'il s'agit toujours d'un
trouble plus ou moins complet, plus ou moins
durable des fonctions intellectuelles, on ne
sera pas étonné que les retours fréquens ou
que la persistance de ce trouble, même lorsqu'il est sympathique, amènent peu à peu des
changemens dans la structure et l'organisation de tissus aussi mous, aussi délicats que
le sont ceux du cerveau, de l'arachnoïde.
Cela explique bien pourquoi l'on trouve presque toujours des altérations plus ou moins remarquables dans les organes encéphaliques
des aliénés qui succombent dans les hôpitaux,
parce qu'ils n'y sont conduits le plus souvent
qu'après avoir épuisé les ressources ou lassé
la patience de leurs parens ; parce qu'ils en
sortent, et qu'on les y ramène ordinairement

plusieurs fois avant qu'ils arrivent aux derniers degrés d'abrutissement dont nous avons parlé, et qu'ils y succombent.

5°. *La multiplicité des espèces ou des entités pathologiques que l'on établit relativement à la folie, ne sert qu'à embrouiller la théorie de cette maladie, et à rendre la méthode du traitement moins exacte et moins sûre.* Lorsqu'il s'agit d'une maladie dont on connaît parfaitement le siége et la nature, d'une pneumonie, par exemple, sous quelque forme qu'elle se présente, quelque variété que l'on observe dans la difficulté de respirer, dans la toux, dans l'expectoration ; quelque saillans que soient, dans certaines circonstances, les phénomènes fébriles, gastriques, parfois adynamiques, délirans, etc., on rapporte en général à la maladie du poumon tout ce que l'on observe de symptômes morbides, et l'on ne voit rien d'essentiel que la phlegmasie dont il s'agit. Il n'en est pas de même quand il est question d'une maladie dont on ne recherche point et dont on ignore le siége et la nature, d'une maladie dans laquelle on s'est habitué à ne voir que des symptômes essentiels ; et n'est-ce pas de cette manière que le plus souvent on considère la folie ? des symp-

tômes essentiels ne paraissent-ils pas constituer à eux seuls toute la maladie, puisqu'on
leur donne une si grande importance? puisque, eu égard à leur multiplicité et aux changemens qu'ils éprouvent dans telle ou telle
circonstance, chez tel ou tel individu, on
s'est vu obligé, pour se reconnaître et ne pas
essentialiser chaque symptôme en particulier,
de former entre les phénomènes les plus
saillans de la folie certaines divisions, certains groupes dont on a fait des maladies à
part, et auxquelles on a donné les différens
noms que nous avons énumérés. Mais toutes
ces divisions, tous ces noms, toutes ces entités
pathologiques qu'on s'est plu à créer, avan-
cent-ils beaucoup l'étude de la folie? et, bien
loin de nous aider à découvrir le siége de cette
maladie, ne nous éloignent-ils pas de ce but
important? ne nous portent-ils pas à nous
payer de mots vides de sens, pour indiquer
des maladies particulières qui n'ont souvent
rien de particulier que leur nom, et pour
nous faire pressentir qu'on ne peut pas aller
plus loin dans leur investigation? Si l'on veut
ne considérer les noms d'hypocondrie, de
manie, de monomanie, de lypémanie,
d'érotomanie, de démence, etc., que comme

un moyen de faciliter la mémoire et de re-
présenter des groupes de symptômes qui
parfois s'offrent isolément les uns des autres,
nous les conserverons comme des épithètes
attachées aux groupes de symptômes dont il
s'agit, pour les distinguer entre eux, et non
pour indiquer des maladies particulières et
essentielles; car, si l'on examine les causes
de ces différens groupes de symptômes, on
verra qu'elles sont à peu près les mêmes, on
verra que leur action est seulement modifiée
par l'âge, le sexe et la constitution particulière
des individus; on verra que telle cause (la
répercussion subite d'une exanthème, par
exemple) qui chez un enfant développe des
symptômes de convulsions, d'idiotisme, chez
un adolescent produira de préférence l'érotomanie, dans l'âge mûr l'hypocondrie, et
la démence dans la vieillesse. La suppression
des règles qui, chez une jeune personne,
produit l'hystérie, la nymphomanie, ou l'hystéromanie, chez une femme de trente-cinq à
quarante ans donnera lieu à des accès de monomanie, de lypémanie. Mais, indépendamment de l'âge et du sexe, il y a des causes
dont l'action paraît être la même, et qui,
chez deux individus également constitués, dé-

veloppent, sans qu'on sache pourquoi ni comment, des groupes de symptômes différens :
l'un devient hypocondriaque, tandis que
l'autre, sous l'influence des mêmes causes,
devient monomaniaque.

N'est-il pas vrai aussi que le grand nombre
d'entités pathologiques relatives à la folie est
cause qu'on a recours parfois à un traitement
peu méthodique et nullement efficace ? Si les
noms d'hypocondrie, de nymphomanie, par
exemple, au lieu de désigner des maladies
particulières, n'indiquaient que des symptômes hypocondriaques, nymphomaniaques,
on rechercherait les organes malades dont ils
indiquent un mode particulier de souffrance,
on tâcherait de découvrir les lésions locales
dont l'influence directe ou sympathique
donne lieu aux symptômes dont il s'agit.
Alors on ne ferait plus une médecine empiri-
que, en employant au hasard des remèdes dont
on ne connaît point le mode d'action ; on ne se
bornerait point à une médecine symptomatique, en portant des remèdes là où n'est point
le mal, en poursuivant à pure perte des symptômes fugitifs et variables à l'infini ; mais,
ayant égard à la nature et au siége de la folie,
on emploierait convenablement, on enverrait

là même où ils doivent agir les moyens physiques et moraux dont on peut disposer, et le
traitement serait accompagné d'un succès
moins douteux ou plus constant. Ainsi, sans
avoir égard aux différentes formes de la folie,
qu'il s'agisse d'une hystéromanie ou d'une
mélancolie, d'une érotomanie ou d'une monomanie, si l'on en découvre le siége dans la
matrice, si le dérangement des fonctions intellectuelles tient à l'évolution tardive, au retard ou à la suppression de l'écoulement
menstruel, il ne faut avoir qu'un seul but
dans le traitement de la folie, celui de pro-
voquer ou de rappeler par tous les moyens
possibles, l'écoulement dont il s'agit.

Quoique deux individus présenteraient la
même nuance d'aliénation mentale, ce ne serait point une raison de les traiter de la même
manière, parce qu'il faut constamment avoir
égard aux causes de la maladie et surtout à
son siége, c'est-à-dire au lieu où ces causes
ont spécialement porté leur action, et à la
modification organique qui en est résultée ;
ainsi deux individus affectés d'hypocondrie
se présentent-ils à votre consultation : au lieu
de leur conseiller les mêmes moyens empiri-
ques, d'avoir recours aux mêmes formules

pharmaceutiques; au lieu de leur prescrire des fondans, des relâchans, des désobstruans, de les envoyer aux eaux minérales, etc., si vous découvrez par tous les moyens d'investigation indiqués, que, chez l'un, les symptômes hypocondriaques sont la suite d'une gastro-entérite, d'une gastro-hépatite chroniques; si l'on parvient à constater, chez l'autre, l'existence des vers dans le canal intestinal, certes, les mêmes remèdes ne seront point applicables à ces deux malades; et l'hypocondrie, tenant à des causes différentes, sera traitée différemment dans l'un et dans l'autre cas.

Ne serait-il pas inutile de traiter par des moyens moraux, une aliénation mentale qui tiendrait à la répercussion d'une dartre, à la suppression trop rapide d'un écoulement habituel, purulent, leucorrhéen, hémorroïdal? Ne serait-ce pas en pure perte qu'on ferait de la musique ou qu'on procurerait des distractions diverses à une personne devenue maniaque par suite d'un coup, d'une chute sur la tête, par suite de la disparition trop prompte d'une teigne ancienne, d'un catarrhe chronique de l'oreille?

Enfin, supposons deux jeunes personnes

affectées d'hystéromanie et de nymphomanie : on essaierait en vain de les guérir par
des bains, des calmans, des anti-aphrodi-
siaques, si l'on ne cherchait la cause primitive dont l'action permanente entretient le
dérangement du moral, si l'on ne découvrait
la lésion locale ou certaines modifications
organiques qui réagissent secondairement sur
le cerveau. S'il s'agissait, par exemple, d'une
inclination amoureuse, il faudrait se hâter
de la satisfaire ou de la combattre par tous
les moyens les plus convenables; si l'on découvrait une habitude vicieuse, il ne suffirait
pas de rompre cette habitude, il faudrait encore ramener à son état normal l'organe malade d'où partent les influences sympathiques
qui troublent la raison.

Ne sait-on pas que, dans maintes circonstances, on croyait avoir épuisé inutilement
toutes les ressources de l'art pour guérir des
nymphomanies, lorsque des praticiens plus
exercés découvrirent le siége du mal, et par
l'ablation d'un clitoris développé outre mesure, mirent un terme à cette affreuse maladie?

On rapporte même, dans les Annales litté-
raires pour la médecine de Hecher, juin 1825,

l'exemple d'une fille de quatorze ans qui, par suite de la masturbation, était tombée dans l'idiotisme le plus absolu, et qu'un médecin de Berlin guérit par l'excision du clitoris.

Si dans beaucoup d'autres circonstances, si dans plusieurs genres d'aliénation mentale, on recherchait les lésions organiques, on se hâtait de les modifier ou de les détruire par des moyens locaux plus ou moins énergiques, n'est-il pas probable que l'affection d'abord sympathique ou secondaire du cerveau qui constitue la folie, ne deviendrait point assez intense pour constituer l'affection principale et devenir le plus souvent incurable sous les noms de démence et d'idiotisme ?

De ce que nous venons de dire, nous concluons donc que la folie, sous quelques nuances de symptômes qu'elle se présente et quelques noms qu'on lui donne, ne constitue jamais une maladie essentielle, existant par elle-même ou indépendamment des organes.

Si maintenant nous rapprochons entre elles toutes les névroses, toutes les affections nerveuses, convulsives, comateuses, délirantes, dont nous avons parlé, nous trouverons que toutes ont entre elles beaucoup d'analogie ;

dans toutes , nous trouverons soit un dérangement, soit une suspension momentanée des fonctions cérébrales, en un mot, certains troubles plus ou moins complets , plus ou moins durables dans l'exercice des facultés intellectuelles, dans l'action des muscles de la vie animale et de la vie organique. Plusieurs de ces affections semblent se rapprocher plus spécialement par le trouble de cette dernière action ; telles sont l'hystérie , les convulsions, la chorée, le tétanos, l'hydrophobie. A d'autres, désignées sous le nom de comateuses, se joint la suspension plus ou moins complète de l'action des sens et de l'entendement ; telles sont l'épilepsie, la catalepsie et l'apoplexie. Enfin ce qui lie étroitement les dernières affections dont nous avons parlé, c'est un dérangement partiel ou général des fonctions intellectuelles, c'est un degré plus ou moins considérable d'aliénation mentale dont les formes variées ont reçu tous les différens noms que nous avons énumérés.

Or, quoique des phénomènes nerveux, convulsifs, comateux, délirans, forment la base du groupe de symptômes auquel on reconnaît chacune des maladies dont il est ques-

tion dans ce Mémoire, il nous semble, d'après
les faits qui s'y trouvent consignés, d'après
toutes les raisons et toutes les réflexions précédemment exposées, il nous semble que ces
phénomènes divers sont toujours développés
consécutivement ou sympathiquement par une
lésion organique dont il est possible d'indiquer le siége et la nature, par une irritation
locale bien évidente, puisqu'on peut quelquefois la voir, la toucher; par une lésion qui
est bien manifestement la cause des mouvemens convulsifs et des symptômes délirans,
comateux, etc., puisqu'en modifiant ou en
détruisant cette lésion, on prévient ou l'on
fait disparaître tous les symptômes dont il
s'agit. C'est ainsi que, dans l'observation sous
le n°. 5, on a guéri l'épilepsie ou prévenu le
retour des accès épileptiques, en établissant
un cautère sur la lésion locale d'où partait
l'influence perturbatrice des fonctions cérébrales. C'est ainsi que l'emploi des sangsues,
des émolliens, des anthelmintiques et des
purgatifs, en faisant avorter une entérite et
cesser l'irritation locale du canal digestif occasionée par la présence des vers, a guéri les
convulsions et les phénomènes hystériques,
dans les observations sous les n°·. 2, 6 et 7.

Nous voyons sous le n°. 9 l'exemple d'un jeune homme, qui ne guérit de ses étourdissemens, de ses vertiges et de ses attaques d'épilepsie, que par la cessation d'une habitude vicieuse, et par le mariage.

C'est ainsi que dans les observations sous les n°s. 10 et 11, nous arrêtâmes le trismus et prévînmes le développement du tétanos chez deux individus, par l'amputation du doigt indicateur chez l'un, et du bras droit chez l'autre.

Les n°s. 1er., 3 et 8, nous offrent des exemples bien remarquables d'hystérie et de manie, d'épilepsies, occasionées par le retard, la difficulté et la privation de l'écoulement menstruel, et guéries ou arrêtées par l'évolution des règles, le retour de cet écoulement, et par des pertes d'une autre nature.

Enfin, nous voyons sous les n°s. 12 et 13 des exemples de panophobie, de monomanie ou d'hypocondrie, occasionées l'un par la présence des vers, l'autre par une inflammation chronique de la muqueuse digestive, et que les vermifuges, les adoucissans et les révulsifs dissipèrent sans retour.

Ces faits, joints à quelques autres que nous avons cités, et tant d'autres semblables qui se

trouvent partout consignés dans les annales
de la science , nous ont porté par analogie à
juger de ce qui a lieu lorsque nous n'avons
plus de lésions locales sous les yeux ; ces faits
nous ont conduit à penser que tous les phénomènes nerveux, convulsifs, comateux, délirans , etc., qui ont paru constituer, eux seuls,
toutes les maladies dont il s'agit , et qu'on a
parfois regardés comme essentiels, sont constamment sympathiques ou symptomatiques
d'une lésion locale qu'il faut chercher quelquefois à l'extérieur du corps, et le plus souvent dans les viscères encéphaliques et abdominaux. Donc il n'y a pas seulement, dans
une névrose , *lésion du sentiment et du mouvement* comme on le dit; mais il y a encore
une irritation locale , une véritable affection
organique. Donc il n'y a point de maladies
particulières , *sui generis* ou *essentielle ,* qu'on
doive appeler épilepsie, convulsions, hystérie , tétanos, hydrophobie , catalepsie , apoplexie, hypocondrie , monomanie, démence,
lypémanie, mélancolie, panophobie, nymphomanie , etc., mais seulement des symptômes
épileptiques, convulsifs, hystériques, tétaniques, hydrophobiques , apoplectiques, hypocondriaques, monomaniaques, mélancoliques,

lypémaniaques, panophobiques, nymphomaniaques, etc., lesquels symptômes sont toujours le résultat d'une lésion locale dont la
recherche doit être le premier devoir du
médecin lorsqu'il est appelé à les guérir, et
dont la découverte doit assurer ou rendre
plus efficaces ses moyens curatifs.

OBSERVATIONS.

(N°. Ier.). Hystérie et manie occasionées chez la même personne par le retard de la menstruation, par une affection morale, et guéries la première par l'évolution des règles, l'autre par le retour et la régularité de cet écoulement.

Louise P..., âgée de seize ans, d'un tempérament sanguin, d'une forte constitution, était sujette au printemps à des épistaxis, et en automne à des diarrhées. En 1822. ces évacuations ordinaires n'eurent point lieu ; et lorsque je vis la malade à la fin d'octobre, elle était constipée depuis quelques jours, et tourmentée par des coliques fréquentes qu'elle rapportait au bas-ventre ; elle venait d'éprouver un accès, dont les dernières traces jointes aux renseignemens que j'eus des parens, me firent juger qu'il s'agissait d'une attaque d'hystérie. Cette jeune personne, quoique entièrement développée, n'était point encore réglée ; elle avait la figure animée, les yeux rouges , le pouls plein , vibrant , la partie postérieure de la tête douloureuse , appétit nul , constipation , insomnie , tristesse , inquiétude sur son genre de maladie. (Saignée de douze onces, lavement émollient , diète , boissons rafraîchissantes). Elle passe une nuit tranquille. Le lendemain (application de quinze sangsues autour de la vulve , bain de siége en vapeur ; même régime); amélioration sensible dans l'état de la malade ; plus de céphalalgie ; pouls naturel , envie de manger. (Bouillon de veau , potion minorative qui détermine trois selles abondantes). Retour de l'appétit , du calme, de la gaieté , et bientôt santé parfaite.

Le 29 novembre , nouvel accès en tout semblable au précédent.

Le 2 janvier , grande agitation durant la nuit ; la malade se roule plusieurs fois dans son lit en se plaignant de coliques violentes. Appelé le 3 au matin , je la trouvai dans un état pénible d'agitation , de tristesse et d'inquiétude ; il y avait de plus céphalalgie , constipation depuis deux jours , sentiment de pesanteur et de douleur dans le bas-ventre. (Lavemens , bouillon de veau aux herbes , avec un gros de tartrate acidule de potasse pour chaque tasse; dix sangsues au fondement, bain de siége).

Je venais de quitter la malade, lorsqu'on me rappela; je la trouvai sans connaissance, agitée par des mouvemens convulsifs très-violens : les membres inférieurs étaient particulièrement livrés à des flexions et à des extensions rapides et violentes; pouls plutôt lent que fréquent, respiration à peine sensible, cou gonflé, face rouge, yeux et bouche fermés, grincement de dents. Après dix minutes, la malade revint à elle-même par un long soupir, une extension prolongée de tous les membres, se plaignant d'une espèce de constriction à la gorge et d'étouffement. A la prescription précédente j'ajoutai la potion emménagogue suivante : (Eau distillée d'armoise, — d'absinthe, de chacune deux onces, huile essentielle de rue, huit gouttes; sirop de nénuphar, une once; à prendre par cuillerées le jour de l'application des sangsues).

Un mois après, retour du même accès d'hystérie; même terminaison.

Frappé de la périodicité de cette affection, je prescrivis dix-huit grains de sulfate de quinine, à prendre en trois doses, peu de temps avant le retour présumé de l'accès. Celui-ci ayant retardé de deux jours , je fis continuer l'usage du sulfate de quinine , dont la malade prit encore douze grains avant le retour de l'accès , qui eut lieu le 5 mars , et n'offrit rien de particulier. Vers la fin de ce mois , la malade vint me trouver , se plaignant d'un état de fatigue et de malaise général , d'étourdissement , d'agitation et d'insomnie. (Saignée du pied , demi-bain chaud , bouillon aux herbes fraîches).

Le lendemain , léger amendement ; tout le mal semble porté dans le bas-ventre, où la malade ressent de la chaleur, des picotemens. (Application de six sangsues à la vulve, bain de siége.) Apparition des menstrues qui coulent pendant vingt - quatre heures ; soulagement, calme pendant plusieurs jours.

Le 15 avril, sentiment de fatigue et de pesanteur dans les jambes, malaise, agitation, écoulement par la vulve de quelques gouttes de sang ; affection morale , suite d'une *confession ;* accès de manie : pleurs sans sujet , prières , tristesse , abattement , insomnie ; la malade se lève plusieurs fois pendant la nuit pour voir le ciel et prier Dieu. (Application de six sangsues au fondement, bain de siége, lavemens.) Retour de plusieurs accès à quelques jours d'intervalle. La malade, frappée de l'idée qu'elle ne peut faire son salut et qu'elle est damnée sans retour, tombe parfois dans un désespoir terrible, s'exhale en prières, en soupirs, en regrets ; elle cherche constamment à être seule pour se mettre à genoux et prier Dieu ; on la trouve alors tellement absorbée dans le repentir de ses fautes et le désir d'en obtenir le pardon, qu'elle oublie de manger et tous les premiers besoins de l'existence. Lorsqu'on parvient à fixer son attention sur tout autre objet que celui qui fait le sujet de ses pensées habituelles, elle parle et raisonne juste ; mais lorsqu'on lui demande le motif de ses chagrins, elle ne répond que par des soupirs et des larmes. (Inutile emploi des antispasmodiques; puis potion purgative ci-après : huile de ricin, sirop de chicorée, de chacun une once ; résine de jalap et calomel, de chacun huit grains; émulsion d'amandes douces, quatre onces.) Il en résulte plusieurs selles abondantes et l'expulsion de quatre gros vers lombrics. Amélioration sensible dans l'état de la malade. Les travaux domestiques, les distractions, les longues promenades vers la fin du jour, amènent plus de sommeil et de tranquillité.

Retour de quelques accès de monomanie à différens intervalles, mais ils sont plus légers; la malade répand des pleurs, se plaint *de ce que personne ne s'intéresse à son sort, de ce qu'elle n'a plus de bonheur à attendre*, etc.; elle éprouve des mouvemens de spasme, et parfois une espèce de défaillance, lorsqu'on lui parle de prêtre, d'église, de religion, etc. On lui ménage chez elle une entrevue subite avec son pasteur, qui la tranquillise sur l'état de son âme; elle éprouve une grande joie de rentrer dans l'église à une époque désignée. Un autre genre d'agitation, des pleurs de joie, des épanchemens de cœur avec tout le monde, succèdent à ces prétendus chagrins. (Potion purgative indiquée, pilulle de cynoglosse et de valériane.) Calme plus sensible. On croit remarquer un prurit vers les parties génitales, où la malade porte souvent la main, sans avoir jamais eu de mauvaises habitudes.

Le 25 mai, après une nouvelle application de six sangsues à la vulve, suivie d'un bain de siége, le flux menstruel s'établit, et se soutient pendant plusieurs jours avec abondance. La malade est guérie sans retour.

(N°. II.) *Convulsions occasionées par les efforts de la première dentition et spécialement par une entérite qu'il a suffi d'arrêter par l'application des sangsues au fondement pour prévenir le retour des symptômes convulsifs.*

Ma fille, âgée de six mois et demi, était très-forte et très-développée pour son âge ; outre le lait de sa mère elle digérait chaque jour une demi-tasse de panade, quelques cuillerées de soupe de semoule, de farine de maïs, de vermicelle, quelquefois de bouillon plus ou moins gras et nourrissant. Elle était, sous ce dernier rapport, arrivée au point d'un enfant de 12 à 15 mois ; elle pouvait se passer de son téton, pendant plusieurs heures et même des journées entières, sans être nullement fatiguée du genre de nourriture qu'on lui substituait. Déjà on était parvenu à la sevrer entièrement durant la nuit ; et prenant une bonne panade vers les sept heures du soir, elle dormait assez habituellement jusqu'au matin, sans qu'on lui donnât autre chose, si ce n'est parfois un peu d'eau sucrée ou de lait. Toutes ses fonctions se faisaient très-régulièrement : elle urinait beaucoup, elle avait des selles très-abondantes, bien liées et convenablement teintes de bile ; elle avait assez de force pour se soutenir sur son siége et même sur ses jambes étant appuyée contre un sofa.

Dans cet état de choses relativement à mon enfant, et pour soulager sa mère qui était fatiguée de son nourrissage, on se décida à la sevrer : on y parvint facilement et sans beaucoup de chagrin de sa part, vu qu'elle était déjà sevrée la nuit et qu'il était facile de la distraire durant le jour ; son estomac s'accommodait d'ailleurs très-bien du genre de nourriture qu'on lui préparait. Mais au bout de 15 jours, soit par suite d'un refroidissement qu'elle éprouva dans le jardin du Luxembourg, soit à cause de la nature trop stimulante et surtout de la quantité trop grande d'alimens qu'on eut l'imprudence de lui donner pour satisfaire un appétit insatiable, soit aussi par suite de la dentition, elle fut prise de coliques assez fréquentes, de constipation et puis d'un dévoiement avec des épreintes douloureuses et d'un ténesme violent ; les matières rendues étaient excrémentitielles d'abord, puis muqueuses, et bientôt présentèrent des stries sanguinolentes; alors même que les selles étaient liquides, elles n'étaient amenées qu'après de très-grands efforts qui parfois occasionaient des cris aigus et douloureux.

Dans la nuit du 28 février mon enfant fut très-agitée et parut souffrir de coliques violentes. Le 1er mars, à neuf heures du matin., après avoir mangé sa quantité de panade habituelle, elle eut une attaque de convulsions avec perte de connaissance, roulement du globe de l'œil, contorsions de la face qui était d'un rouge bleuâtre, roideur et contractions violentes des membres. Malgré les aspersions froides sur la tête, les liqueurs stimulantes introduites dans les fosses nasales, dans la bouche, et les frictions irritantes des extrémités, cet état dura plusieurs minutes, après quoi tout rentra dans l'ordre; mon enfant parut gaie et bien portante le reste de la journée.

Pensant que les coliques avaient été la cause déterminante de cette première attaque de convulsions, et qu'elles tenaient à la difficulté des évacuations, je lui administrai un peu de sirop de chicorée et un lavement. Le 2 mars à sept heures du matin, nouvelle attaque de convulsions, peu de temps après avoir mangé une demi-tasse de panade qu'elle avait paru solliciter par ses cris. D'après l'avis de M. Capuron, qui eut la bonté de voir la petite malade et dont les conseils me furent si précieux dans cette circonstance, je lui appliquai une sangsue derrière chaque oreille. Les sangsues étaient tombées depuis une heure, le sang coulait abondamment par chaque piqûre, et quand, à trois heures après midi, je voulus en arrêter l'écoulement au moyen de l'agaric, une autre attaque non moins violente de convulsions se manifesta. (Lavemens adoucissans, fomentations émollientes sur le ventre; pour toute nourriture, du lait coupé avec moitié d'eau d'orge.) Les lavemens sont repoussés avec une force telle qu'il en résulte un véritable jet d'eau. Le 3 au matin, accès moins violent. (Mêmes soins, même régime; eau miellée pour boisson ordinaire, vésicatoire derrière chaque oreille.) Le 4, à deux heures du matin, nouvel accès très-violent et plus long que tous les précédens. Mon enfant ne paraît pas reprendre connaissance; tantôt ses yeux restent fixés vers le ciel; tantôt son regard, très-mobile, ne s'arrête sur aucun objet déterminé; tous ses sens paraissent très-obtus. (Frictions stimulantes sur les cuisses et les jambes, sinapismes à la plante des pieds.) A cinq heures du matin, autre accès de convulsions très-intense et très-prolongé, la petite malade ne paraît plus faire usage du sens de la vue, ni de l'ouïe; sa tête va où son poids l'entraîne.

En introduisant une canule de gomme élastique pour tâcher de faire pénétrer un lavement, je m'aperçus que la muqueuse des gros intestins était d'un rouge vif, et au moment où la malade faisait des efforts pour expulser la canule, il sortit quelques gouttes de sang pur; je ne doutai plus alors qu'il n'y eut une violente inflammation dans les gros intestins, dont la muqueuse me parut même poussée vers le fondement et repliée en forme de bourrelet qui devenait un obstacle à l'évacuation des matières fécales. Alors je me hâtai d'appliquer six sangsues autour de l'anus; je plaçai mon enfant sur un bain de siége en vapeurs et je laissai tellement couler le sang par la piqûre des sangsues, que je craignis un instant d'être allé trop loin à cet égard. A la rougeur et à la chaleur de la face succéda une pâleur extrême; il ne paraissait plus y avoir de chaleur sensible qu'autour de la poitrine; les membres, et surtout aux extrémités, étaient froids. On les réchauffa autant que possible ; alors la douleur des sinapismes se fit sentir et réveilla la malade d'un état remarquable d'affaissement et de somnolence. La contraction spasmodique du sphincter et des parois intestinales ayant cessé, je pus introduire un lavement qui amena beaucoup de matières fécales noirâtres et des mucosités verdâtres d'une fétidité repoussante. Je fis continuer les fomentations émollientes sur le ventre et le pubis, car les urines ne coulaient plus du tout. Même régime qu'auparavant. Le surlendemain je remplaçai en partie l'eau miellée, l'eau d'orge et le lait par quelques cuillerées de bouillon de poulet. Il n'y eut plus de convulsions, mais tout l'embonpoint de la malade disparut promptement et fut remplacé par un état de faiblesse et d'affaissement extraordinaire. Le 8, je fus effrayé par une espèce de fixité dans le regard, puis une somnolence, qui, jointe à la pesanteur de sa tête qu'elle laissait tomber à droite et à gauche, me fit craindre un commencement d'épanchement dans le cerveau. M. Capuron voulut bien me tranquilliser à cet égard. Les vésicatoires derrière les oreilles furent renouvelés, et mes craintes ne tardèrent pas à se dissiper.

Depuis ce moment l'état de mon enfant est devenu chaque jour plus satisfaisant, les convulsions n'ont point reparu.

———

(N°. III). *Hystérie dont les accès sont reproduits à chaque période menstruelle.*

Thérèse B***, d'un tempérament sanguin, d'une forte constitution, ne fut réglée qu'à l'âge de dix-huit ans. Jamais ses règles ne furent abondantes ni proportionnées à la masse du sang qui établissait chez elle une véritable pléthore ; l'époque de l'écoulement menstruel était d'ailleurs constamment très-pénible et très-orageuse. Arrivée à l'âge de vingt-six ans, sans autre maladie, voici ce qu'elle éprouve maintenant (1) la veille ou le jour même que s'annonce le retour périodique des règles : céphalalgie, dégoûts, inappétence, renvois, espèce de crampes et de douleurs plus ou moins vives dans la région épigastrique, et surtout dans le bas-ventre où la malade éprouve la sensation d'un poids qui semble refluer dans les bras, les jambes, et

———

(1) Mars 1823.

les affaiblir au point qu'elle ne peut plus se soutenir et qu'elle est obligée de se mettre promptement sur un lit ou de se jeter par terre ; là elle se roule un instant, verse des larmes, éprouve des mouvemens convulsifs et s'évanouit pendant quelques minutes ; puis la malade se réveille abattue et comme fatiguée par un long et pénible sommeil. Un malaise général continue à se faire sentir pendant quelques heures. Quelquefois Thérèse éprouve des douleurs si vives qu'elle ne peut trouver une place supportable, qu'elle mord ses habillemens ou ses couvertures, et pousse des cris jusqu'à ce que l'écoulement menstruel soit établi ; lorsqu'il a continué pendant deux ou trois jours sans interruption, elle est entièrement soulagée ; elle reprend son appétit, sa gaieté et ses forces, jusqu'à la période menstruelle suivante ; alors le même appareil de souffrance, ou d'autres nuances de phénomènes analogues sont reproduits par la même cause et sous l'influence de la même modification organique de la matrice.

Les bains, les saignées, les sangsues, la diète végétale, les exercices multipliés, soulagent la malade sans la guérir entièrement.

(N°. IV). *Convulsions et épilepsie chez une enfant de sept ans, occasionées par la présence des vers, et par une entérite ou entéro-mésentérite, suivies de la mort et de l'autopsie.*

Françoise N***, âgée de sept ans, d'une constitution frêle, délicate, avait les membres grêles et le ventre habituellement dur et volumineux ; son appétit et surtout la quantité des alimens qu'elle prenait, contrastaient avec l'état de son physique. Cette enfant présentait souvent une pâleur extraordinaire, des yeux fatigués et des traits tiraillés, de façon à indiquer un type de souffrance habituelle ; sa voracité, le peu de choix de ses alimens, l'usage très-abondant des farineux et des fruits crus, lui occasionaient parfois des indigestions et des dévoiemens qui épuisaient de plus en plus ses forces. Elle avait souvent le sommeil agité et des grincemens de dent involontaires ; elle était sujette à des coliques plus ou moins violentes.

Le 15 août 1822, elle éprouva quelques mouvemens convulsifs, suivis d'une perte de connaissance pendant cinq ou six minutes. (Demi-once de *semen contra* en poudre, in-

corporé avec du miel, et administré en quatre
fois.) Expulsion de plusieurs vers lombrics.
(Abstinence de lait et de fruits, fomentations
émollientes sur le ventre, bains tièdes, exercices, frictions, bouillon de veau et de poulet,
régime animal). Le 24, léger accès.

Au bout de huit jours, retour des coliques,
nouvel accès plus violent que le premier,
perte subite de sentiment et de mouvemens ;
la face se colore, les yeux sont fixes, des
mouvemens convulsifs agitent tous les membres de la malade qui se réveille après un
quart d'heure dans un état de stupeur, de
fatigue et d'ignorance absolue de tout ce qui
s'est passé. (Anthelmintique à forte dose,
potion gommeuse et minorative). Françoise
rend plusieurs selles abondantes, et six vers
lombrics assez volumineux. (Régime adoucissant et analeptique, fomentation émol-
liente, bains, frictions, jeux et promenades
au grand air, au soleil). Amélioration sensible dans son état ; sommeil, appétit et tranquillité parfaite pendant plusieurs jours con-
sécutifs.

Nouvelles imprudences relativement à la
quantité et à la qualité des alimens. — Le
20 septembre, rappelé trop tard auprès de

la malade (qui était à quatre lieues de distance , et que je n'avais pas vue depuis plus
de quinze jours) , je la trouvai dans l'état
suivant : marasme , fièvre et agitation extrême ;
ventre douloureux à la pression , soubresauts
des tendons , délire continuel , pouls petit et
fréquent , respiration courte et pénible ; elle
s'opposait par le serrement des mâchoires à
l'introduction de toute espèce de boissons.
Mort durant la nuit.

L'autopsie me fit découvrir des traces
d'inflammation sur une surface très-étendue
des intestins grêles , dont les points les plus
malades correspondaient à des glandes rouges
et engorgées du mésentère ; un peloton de
vers lombrics , presque tous rouges et vivans ,
était arrêté à la valvule *iléo-cœcale ;* dans quelques endroits , le velouté de la muqueuse et
même cette membrane entière paraissaient
détruits. Rien de particulier dans le cerveau
et la poitrine.

(N°. V). *Epilepsie survenue à la suite de l'ex-tirpation d'une grosse verrue à la jambe, et guérie par l'établissement d'un cautère sur la cicatrice qui en était résultée.*

Pierre B***, de la commune de Marteau, âgé de quarante ans, d'une faible constitution, sujet à des affections psoriques et dartreuses, employa différens remèdes de charlatans pour détruire une grosse verrue qu'il portait à la jambe droite, au-dessous du mollet, et près de la partie interne du tibia. Cette excroissance charnue, irritée par différens remèdes et des cautérisations incomplètes, avait augmenté de volume, était devenue d'un rouge vif ; elle présentait une surface rugueuse et plusieurs fentes profondes qui fournissaient du pus, et parfois de la sérosité rougeâtre. Le malade ne pouvait mettre des bas, ni supporter rien qui fût en contact avec la surface de cette verrue ; la marche et la station étaient même devenues si doulou-reuses, que Pierre était obligé de garder le lit. Il éprouvait parfois dans cette excroissance des douleurs si vives, qu'il n'avait aucune place supportable, qu'il ne pouvait ni manger ni dormir, et qu'il avait, disait-il, *des momens de transport* (de délire).

Le 27 octobre 1823, je pratiquai l'excision de cette verrue assez profondément pour atteindre ses racines, et je cautérisai le fond de la plaie. La suppuration ne fut pas de longue durée ; des chairs boursouflées remplirent assez rapidement la cavité de cette plaie, qui se couvrit d'une légère cicatrice brunâtre. C'est alors que le malade fut pris d'un accès d'épilepsie, avec perte de connaissance, écume à la bouche, convulsions de la face et des membres, etc. Quelques douleurs, il est vrai, continuaient à se faire sentir dans le lieu qu'avait occupé la verrue, mais elles étaient beaucoup moins sensibles qu'avant l'opération.

Cependant les accès d'épilepsie s'étant déjà répétés plusieurs fois, et soupçonnant que la cicatrisation trop prompte de la plaie dont il s'agit, pouvait en être la cause, vu que la verrue extirpée fournissait depuis très-longtemps des matières purulentes, j'appliquai sur la cicatrice un morceau de potasse caustique de la grosseur d'un pois chiche ; il en résulta une large escarre qui amena une suppuration abondante. Cette escarre tomba au bout de quinze jours, et laissa un ulcère profond au milieu duquel je fis entretenir un large cau-, tère. Cet exutoire, que le malade porte encore aujourd'hui, le débarrassa et des douleurs auxquelles il était en proie depuis si long-temps et des attaques d'épilepsie qui n'ont pas été reproduites.

(N°. VI.) *Hystérie occasionée par la présence des vers, et guérie par les évacuans et les vermifuges.*

J'ai observé, en 1819, à l'hôpital de la Charité, l'exemple d'une fille de quinze ou seize ans, parfaitement réglée, et qui avait été prise presque subitement de convulsions dont les attaques se renouvelaient deux ou trois fois par semaine. La malade pouvait annoncer à peu près une heure d'avance le retour de ses accès; ceux-ci débutaient par un léger frisson et une espèce de vapeur froide qui du ventre s'élevait vers la tête; à ce symptôme succédait la perte de connaissance et des mouvemens convulsifs des membres qui se manifestaient pendant trois ou quatre minutes seulement. Après avoir essayé différens remèdes calmans, antispasmodiques, on eut recours à un léger purgatif, qui amena plusieurs selles dans l'une desquelles on remarqua deux vers lombrics. On ajouta les anthelmintiques aux évacuans; et l'expulsion d'un grand nombre de vers, entourés de matières muqueuses et fécales, décida la guérison de la malade, qui resta encore plusieurs jours à l'hôpital sans éprouver la plus légère atteinte de la maladie dont il s'agit.

(Nº. VII.) *Convulsions et hystérie occasionées par la présence des vers et par l'évolution pénible des règles.*

Marie F***, âgée de treize ans, beaucoup plus développée au moral qu'au physique, d'une constitution faible, nerveuse, d'une maigreur extrême, était, depuis quelques années, sujette à des mouvemens convulsifs, d'abord de courte durée, et auxquels les parens ne faisaient presque pas attention. Les convulsions allèrent en augmentant; et lorsque je vis la malade, au commencement d'octobre 1821, elle éprouvait, tous les huit, dix ou quinze jours, des accès semblables à ceux de l'hystérie. Cette malade avait le teint pâle, les yeux creux, les pupilles dilatées et le

ventre volumineux proportionnément au reste
du corps; elle avait presque toujours un appétit dévorant qui contrastait avec sa maigreur. Jugeant que la présence des vers
pouvait avoir quelque influence dans le développement des phénomènes morbides, j'administrai le *semen contra* en poudre, et la
racine de fougère mâle en décoction, le tout
sans succès. La malade se réveillait quelquefois en sursaut durant la nuit, poussait des
soupirs et se tortillait les membres.

Le jour où l'accès d'hystérie devait se ma-
nifester, elle était ordinairement pâle, abattue, sans appétit, plongée dans un état de
tristesse et d'anxiété remarquable; elle éprouvait des bâillemens et des pandiculations; elle
portait quelquefois la main sur son ventre
comme pour indiquer le siége de sa douleur.
Quand elle était couchée, la malade était
obligée de se lever, de se promener dans sa
chambre en exhalant des plaintes, en paraissant vouloir déchirer tout ce qui se présentait
à elle, et, selon l'expression des parens, elle
semblait vouloir *grimper les murs*; souvent
elle perdait connaissance et éprouvait des
mouvemens convulsifs plus ou moins violens,
pendant plusieurs minutes; alors elle repre-

nait son intelligence , ses occupations habituelles ; son appétit, et toutes ses fonctions se
rétablissaient comme dans l'état de santé.
Les douleurs de la malade ayant principalement leur siége dans le bas-ventre , et suppo-
sant qu'un travail s'opérait du côté de la
matrice pour l'évolution des règles , je prescrivis l'application de six sangsues à la vulve,
et des bains de siége en vapeurs. Amendement
sensible dans l'état de la malade ; mais elle
éprouvait encore , tous les quinze ou vingt
jours, un léger accès ; alors, par suite d'une
indigestion de fruits, elle eut un dévoiement
considérable, qui amena l'expulsion de deux
vers lombrics. Revenant à mon premier diagnostic, je fis prendre à la malade une potion
composée d'une once d'huile de ricin, une
once de sirop de chicorée, et un gros de
térébenthine de Chio dans trois onces d'émulsion. — Je revins différentes fois à la même
prescription, vu que la malade rendait chaque
fois plusieurs vers lombrics ; elle n'eut pas de
nouveaux accès hystériques ; et, dix mois après,
la première apparition des règles vint confir-
mer sa guérison.

(N°. VIII.) *Épilepsie survenue à l'époque de la puberté et paraissant tenir à l'obstacle de l'écoulement menstruel ou à quelque modification particulière des organes de la génération.*

Au mois de décembre 1821, je fus consulté par la fille d'un boulanger de la ville de l'Hôpital, âgée de 26 ans, qui depuis 14 ou 15 ans était attaquée, assez régulièrement tous les mois et du 20°. au 30°. jour, d'un accès d'épilepsie dont la durée était de 5 ou 6 minutes. La malade tombait subitement partout où elle se trouvait et sans aucun signe précurseur ; des cicatrices de brûlure et autres attestaient les divers accidens auxquels l'avait exposée la répétition des accès dont il s'agit.

Cette fille n'avait jamais été réglée et jouissait d'ailleurs d'une assez bonne santé. Saignées du pied , du bras, sangsues, bains entiers, bains de siége, potions antispasmodiques, emménagogues, tout a été employé inutilement. Elle est encore aujourd'hui dans le même état ; et si je parle de cette malade, c'est parce que les accès d'épilepsie coïncident exactement avec des douleurs, des picotemens qu'elle éprouve dans le bas-ventre et avec des fleurs blanches ou des écoulemens de matière muqueuse, quelquefois rougeâtre, et jamais de sang pur, qui se manifestent à la suite des attaques dont il s'agit ; ce qui est remarquable encore , c'est que la malade a eu, à différentes époques, des écoulemens abondans , suite de catarrhes utérins et vaginaux pendant la longue durée desquels aucun accès d'épilepsie ne s'est manifesté.

(N°. IX.) *Vertiges, convulsions épileptiformes, occasionés par la masturbation, guéris par les évacuations sanguines et le mariage.*

Jean-Pierre D***, de la commune d'Héry, âgé de 19 ans, d'un tempérament sanguin, d'une forte constitution, vint me trouver vers la fin de mars 1822, se plaignant de vertiges, d'étourdissemens, d'inappétence, d'un sentiment de fatigue dans les bras et les jambes que le repos ne pouvait dissiper. (Large saignée du bras, boisson rafraîchissante, bouillon aux herbes fraîches, nourriture purement végétale.)

Le soulagement ou la guérison ayant été la suite de ce traitement, je ne revis pas le malade jusqu'au mois d'octobre suivant; il se plaignait encore de vertiges et d'étourdisse-

mens si considérables qu'il perdait la vue instantanément et qu'il était prêt à se laisser
tomber chaque fois qu'il sortait de son lit ; il
se plaignait en outre de faiblesses d'estomac,
de douleurs, de picotemens dans cette région,
de coliques, de vents, de constipation. Le
malade se croyait attaqué du ver solitaire ; il
disait que son humeur avait changé, qu'il ai-
mait à être seul, qu'il était triste malgré lui
et sujet à la mélancolie. Des sangsues au fondement, l'usage de l'huile de ricin et de la
racine de fougère mâle ne procurèrent qu'un
léger amendement dans l'état du malade.
Quelques jours après, sa mère vint m'apprendre qu'il était tombé trois fois du *haut mal*
en huit jours, et que plusieurs fois auparavant il avait eu, à différens intervalles, des
pertes de connaissance passagères et des mouvemens convulsifs dans les membres.

Soupçonnant d'après l'âge, le genre de vie,
les inclinations du jeune homme, qu'il se li-
vrait à la masturbation, et son aveu ayant
confirmé mon diagnostic touchant la cause de
sa maladie, je lui fis promettre de renoncer
à cette habitude funeste ; une nouvelle application de quinze sangsues au fondement, des
bouillons de veau aux herbes, des lavemens,

des bains, une diète lactée et végétale, beaucoup d'exercices au grand air et poussés souvent jusqu'à la fatigue, prévinrent, pendant
deux mois, les vertiges, les étourdissemens
et les attaques d'épilepsie. Ces accidens se renouvelèrent alors avec la même intensité
qu'auparavant. Enfin le mariage fut conseillé;
et, joint aux moyens déjà indiqués, il procura
la guérison la plus complète.

(N°. X.) *Trismus et menace de tétanos, suite
de l'écrasement du doigt indicateur de la
main gauche et dissipés par l'amputation
de ce doigt.*

François V***, boulanger à l'Hôpital, âgé
de vingt-quatre ans, d'un tempérament sanguin, d'une forte constitution, jouissait d'une
parfaite santé, lorsqu'en déchargeant un char-
riot de bois, le 19 décembre 1823, il eut le
doigt indicateur de la main gauche pris entre
deux grosses bûches, de telle sorte que l'ex-
trémité de ce doigt fut écrasée dans ses parties molles, et que la dernière phalange, presque séparée de la seconde, ne resta suspendue
qu'à l'aide d'un débris latéral du tissu cutané;
la seconde phalange dénudée en partie et

comme disséquée de ses parties molles, ne
tenait à la première que par des débris liga-
menteux et des chairs moulues. L'articulation
moyenne du doigt était mise à nu de deux
côtés. Il ne s'écoula presque pas de sang , et
les douleurs ne tardèrent point à devenir in-
supportables; le malade se trouva dans un état
d'agitation et de fièvre , tel qu'il ne pouvait
rester un instant dans la même place, qu'il se
mordait les lèvres et grinçait les dents.

N'ayant vu le malade que plusieurs heures
après l'accident, il était comme dans un état
de délire, il ne pouvait proférer un seul mot;
il éprouvait des tremblemens , des soubresauts et des mouvemens convulsifs au moindre mouvement du bras ou de la main; le
craquement des dents et le resserrement des
mâchoires par la contraction spasmodique
des muscles masseters annonçaient *le trismus*
ou les préludes du tétanos; je proposai l'amputation du doigt, qui fut d'abord rejetée et à
laquelle je décidai cependant le malade.

Pratiquée à la partie moyenne de la première phalange, l'amputation n'offrit rien de
particulier. Avant de réunir les deux lam-
beaux latéraux et de faire le pansement de la
plaie, je laissai écouler beaucoup de sang pour

dégorger la main et le bras , le long duquel
le malade éprouvait une douleur qui s'étendait jusque sous l'aisselle. Non-seulement aucun accident ne suivit l'opération , mais encore les douleurs devinrent supportables , et
les symptômes nerveux disparurent sans retour. — Quoique je n'aie pas voulu obtenir
la réunion de la plaie par première intention,
la suppuration ne fut pas de longue durée, et
le douzième jour la cicatrice était presque
complète.

J'ai pris note de ce fait, parce que, en suivant il y a plusieurs années la clinique de
M. le professeur Dupuytren , je fus témoin
d'un autre exemple à peu près semblable, et
qui, par l'obstination du malade, fut suivi des
plus terribles accidens tétaniques et de la
mort. Il s'agissait d'un garçon marchand de
vin très-fort, très-sanguin , qui avait eu un
doigt écrasé en descendant des tonneaux de
vin dans une cave. Lors de son entrée à l'Hô-
tel-Dieu, M. Dupuytren ne put obtenir du malade qu'on lui pratiquât l'amputation ; des symptômes nerveux se manifestèrent rapidement ;
au trismus succéda l'opisthotonos, et le malade
ne tarda pas à succomber au milieu des symptômes les plus effrayans de tétanos, malgré tous

les moyens antiphlogistiques, émolliens, antispasmodiques, et surtout malgré l'administra-
tion de l'opium en extrait, qui fut graduel-
lement porté jusqu'à vingt-cinq, trente et
quarante grains dans les vingt-quatre heures.

(N°. XI.) *Premiers accidens tétaniques développés par suite d'un poignet emporté dans
l'explosion d'une mine, et dissipés par l'amputation du bras, dix à douze heures après
l'accident.*

Baptiste N***, piémontais d'origine, très-
sanguin, d'une petite taille, mais d'une grande
carrure, était employé, comme mineur, à
détacher des blocs de pierre d'un rocher sur
la commune de Conflans, ce qu'il pratiquait
avec de la poudre à canon engagée dans des
creux pratiqués dans le rocher, et à laquelle
il mettait le feu par une mèche d'amadou
assez longue pour avoir le temps de se retirer
pendant qu'elle brûlait. Déjà plusieurs explo-
sions avaient eu lieu, quand, le 25 avril 1822,
le retard d'une mine à éclater le porta à s'assurer si la mèche n'était point éteinte ; mais l'explosion ayant eu lieu au moment qu'il étendait
la main droite pour s'assurer du fait dont il

s'agit, cette main fut emportée, et le mineur jeté à une certaine distance.

N'ayant vu le malade que dix à douze heures après l'accident, il était encore dans un état de stupeur qui l'empêchait de répondre à mes questions : il avait la face colorée, les yeux rouges et fixes ; il éprouvait des secousses comme tétaniques, des mouvemens convulsifs, des tremblemens nerveux ; tantôt il appelait ses compagnons, tantôt il articulait quelques mots sans suite. La main droite avait été emportée et comme arrachée dans son articulation avec l'avant-bras, dont les muscles, les tendons, les nerfs, étaient comme disséqués entre eux, séparés en grande partie des os, et pendans à leur surface : les vaisseaux avaient éprouvé un tiraillement tel qu'il n'y avait pas eu d'hémorragie.

L'urgence du cas, la crainte de la gangrène, et surtout du tétanos annoncé par des secousses tétaniques, par la stupeur, par un commencement de roideur dans les masseters, qui rendait le mouvement des mâchoires lent et pénible, m'engagèrent à pratiquer de suite (à dix heures du soir,) l'amputation du bras. L'opération n'offrit rien de remarquable, si ce n'est la difficulté que l'on eut à con-

tenir les mouvemens désordonnés et si violens du malade, qu'une perte considérable de
sang en fut la suite. — Malgré l'affaiblisse-
ment du malade, il fut tenu plusieurs jours à
une diète rigoureuse et aux boissons rafraîchissantes, pour calmer l'état de fièvre, d'a-
gitation, d'insomnie et même de délire qui se
manifesta plusieurs heures après l'opération.
Cependant, au bout de trente-huit heures, le
calme se rétablit; une très-grande quantité de
sérosité sanguinolente avait suinté par la
plaie; la suppuration ne tarda point à s'établir, et fut très-abondante. La ligature de l'ar-
tère brachiale tomba le quatorzième jour; le
moignon était presque consolidé et cicatrisé
le vingt-cinquième jour après l'opération.

(N°. XII.) *Espèce de monomanie hypocondriaque déterminée par une inflammation
chronique de la muqueuse digestive, et guérie
par le régime, les bains, les frictions sèches,
et surtout par les frictions abdominales avec
la pommade stibiée.*

Depuis long-temps M. P*** se plaignait de
douleurs d'entrailles, mais d'une manière si

vague et si peu suivie que je n'y donnai point assez d'attention, surtout au gré du malade qui était insatiable de remèdes. Ne me trouvant point à cet égard aussi prodigue qu'il le désirait, M. P*** se jeta entre les bras des charlatans, épuisa plusieurs recettes *infaillibles;* il prit entre autres plusieurs fois le fameux remède *Leroy* que je lui avais spécialement défendu, m'étant aperçu de la manie qu'il avait de se purger sans cesse.

Le 26 septembre 1824, je fus fort étonné lorsqu'on vint m'apprendre que M. P*** était entièrement fou : il ne voulait plus prendre aucune espèce de nourriture; d'un air inquiet, étonné ou plaintif, il discourait longuement sur sa maladie; mais on ne pouvait le comprendre, ses idées n'ayant aucune suite, aucune liaison entre elles; les mots les plus saillans qu'on lui entendait prononcer étaient *obstruction, tas de pourriture, infection, pylore,* etc.; si l'on parvenait à le distraire un moment de sa maladie, on comprenait alors ce qu'il disait; il paraissait raisonner assez bien. Il y avait deux jours que le malade s'obstinait à refuser toute nourriture ; et quand je le vis, le 27, il refusait encore tout ce qu'on lui offrait. Feignant alors d'approuver les motifs de ses refus, et sous prétexte de lui donner des boissons pour *épurer* ses humeurs et *désobstruer* ses premières voies, je lui fis prendre plusieurs espèces de décoctions nourrissantes, et même des consommés dont il paraissait avoir un pressant besoin pour rendre l'estomac à ses fonctions et diminuer l'espèce d'exaltation et d'irritabilité générale qui pouvait être la suite d'un jeûne aussi prolongé. Mais des renvois assez fréquens m'avertirent qu'il ne fallait pas aller trop loin à cet égard. M. P*** était dans un état de maigreur extrême ; il avait les yeux creux, le teint jaunâtre, une expression bien marquée de douleur et d'inquiétude dans la physionomie ; le foie était volumineux, le ventre plat et douloureux à la pression ; la peau était sèche, écailleuse. Sous l'influence d'un régime adoucissant, analeptique, et par l'usage des bains, des frictions dures et sèches sur toute la surface du corps, le malade avait repris un peu de calme et de force. Cependant, soit par une faiblesse réelle, soit parce qu'il craignait (selon ses expressions) *que son ventre ne s'en allât en dissolution,* il ne voulait pas quitter le lit, où il était quelquefois très-agité, adressant à tout venant des plain-

tes, à tout propos des menaces, sans jamais
chercher à se lever. Il se plaignait souvent
qu'il était infecté de *la pourriture contenue
dans son ventre*. J'avais regagné toute sa con-
fiance en paraissant entrer dans ses vues et
ajouter foi à tout ce qu'il me disait. Lui ayant
fait partager l'espérance qu'il serait guéri
aussitôt qu'il aurait vu sortir la pourriture
dont il parlait si souvent, je lui fis frotter
tout l'abdomen avec la pommade stibiée d'Au-
tenrieth. Quand le malade vit apparaître des
boutons, il ne tint plus compte de ses douleurs, et parut vivement satisfait qu'on *vou-
lût enfin lui rendre la vie, en faisant passer
au dehors ses humeurs corrompues*. Malgré
les douleurs que devaient lui causer une qua-
rantaine de boutons assez gros, le malade
était moins agité, dormait plus long-temps,
et ne refusait plus ce qu'on lui offrait; on
obtint aussi qu'il passerait une partie de la
journée dans un fauteuil.

Enfin, après plus de trente jours de suppuration des pustules phlegmoneuses dont il
s'agit, et par le moyen d'un exercice graduel-
lement prolongé, des distractions, d'un régime doux, de plus en plus restaurant, et
par le changement d'air, M. P*** a repris ses

forces , sa gaieté , et n'a conservé 'qu'une teinte de mélancolie compatible avec la santé.

(N°. XIII.) *Panophobie occasionée, chez une enfant de cinq ans, par la présence des vers, et guérie par leur expulsion.*

Victorine D*** , âgée de cinq ans, d'une bonne constitution, malgré un appétit quelquefois très-vorace et difficile à satisfaire, devenait pâle et maigrissait à vue d'œil ; cet état fixa d'abord l'attention de ses parens, et commençait à les inquiéter ; mais comme cette enfant grandissait beaucoup, on pensa que c'était l'effet d'une croissance prématurée et trop rapide, et l'on n'eut recours à aucun remède particulier. Cependant l'état de la petite malade semblait devenir plus grave ; elle était surtout très-agitée durant la nuit ; elle avait fréquemment des rêves pénibles qui la · réveillaient en sursaut, et lui faisaient répandre un torrent de larmes.

Pendant la journée .même, il lui prenait des élans de tristesse ou des émotions analogues à celles qui résultent d'un grand chagrin, et tout-à-fait étrangères à son âge et à sa position. On avait avec raison pensé que cette enfant pouvait avoir des vers, mais on avait si peu insisté sur les anthelmintiques, et on les avait employés à si faibles doses, qu'elle n'en fut point soulagée.

L'état de Victorine devenait chaque jour plus inquiétant : elle avait tous les soirs un peu de fièvre, d'agitation; elle était habituellement très-altérée. Elle avait parfois des accès de folie, dans lesquels une idée dominante, et toujours triste, semblait l'occuper uniquement : c'est ainsi qu'un jour elle était désolée d'avoir, disait-elle, *offensé Dieu;* une autre fois il était impossible de lui ôter de l'idée qu'elle *avait avalé sa maman en mangeant une châtaigne.* Cette pensée, qui l'occupait exclusivement pendant quelques heures, la rendait triste ou la mettait dans un désespoir extraordinaire. Enfin, d'après les conseils de M. le docteur Hibord, on revint, et l'on insista sur l'emploi des vermifuges; on les employa à haute dose, et cette enfant rendit, à diverses reprises, un très-grand nombre de vers lombrics. Dès-lors elle entra en convalescence, et se rétablit parfaitement.

FIN.

13